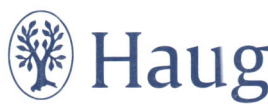

Der Weg zum klassischen Homöopathen umfasst mehrere Schritte: das klinische und medizinische Verständnis von Krankheiten, das homöopathische Verständnis von Gesundheit, Krankheit und Heilung, fundiertes Wissen über die homöopathischen Arzneien sowie die aufmerksame Befragung und der achtsame Umgang mit den Patienten.

Das genaue Studium der homöopathischen Lehre gibt dem Behandler die Möglichkeit, sich mit den Begriffen von Krankheit und Gesundheit in einem sehr umfassenden Sinn auseinanderzusetzen. Es bietet die Chance, ein Verständnis dafür zu entwickeln, dass die Krankheit des einzelnen Menschen einen individuellen Ausdruck seines Körpers, seiner Psyche oder seines Geistes darstellt. Krankheit und Gesundheit stellen Pole dar, zwischen denen wir uns befinden. Die homöopathische Behandlung hat das Ziel, den Menschen in seiner Krankheitsbewältigung je nach Lebenssituation oder Lebensphase zu unterstützen oder zu heilen.

Nach Beendigung der homöopathischen Ausbildung kann das vorliegende Buch der Überprüfung des eigenen Wissensstands und der abschließenden Prüfungsvorbereitung für Zertifikatsprüfungen dienen. Die Kriterien für die Zertifikatsprüfungen, die von der SHZ (Stiftung Homöopathie Zertifikat) durchgeführt werden, wurden in langjährigen und intensiven Diskussionen zwischen zahlreichen praktizierenden Homöopathen, Dozenten und Supervisoren erarbeitet und stellen die Grundlage der Ausbildungsinhalte und Lernziele der SHZ dar.

Die Kriterien und Zertifikatsprüfungen sind ein Meilenstein zur Qualitätsverbesserung bei der Ausübung der klassischen Homöopathie. Fragen und Antworten sowie der vorgestellte Fall zeigen prüfungsrelevante Inhalte und sollen den Lernenden die Gelegenheit geben, sich mit den Erwartungen, die in der Prüfung an sie gestellt werden, auseinanderzusetzen.

Der achtsame Umgang mit Patienten und die Beziehung zwischen Patient und Therapeut ist sicherlich nicht durch Prüfungsfragen zu erlernen. Diesen Aspekt versucht die SHZ durch Zertifizierung (mit begleitender Supervision der Berufsanfänger) zu beleuchten und dabei Fragen der Patientenführung zu klären.

Um sich als Arzt oder Heilpraktiker ein fundiertes Wissen der klassischen Homöopathie anzueignen, gibt es eine Reihe von Werken, die Theorie und Arzneimittelkenntnisse vermitteln. Grundlage dieses Buches bei der Theorie (Kap. „Basiswissen") bilden im Wesentlichen Hahnemanns Werke *Organon* und *Die chronischen Krankheiten*. Für den Bereich „Materia medica" wurden fünf Werke bekannter Homöopathen ausgesucht (siehe Kap. „Literatur"). Wir haben nicht den Anspruch, damit alle Richtungen der Homöopathie abgedeckt zu haben. Diese Auswahl schien uns jedoch nach Vergleichen mit weiteren älteren Arzneimittellehren ein guter Kompromiss zu sein.

Das vorliegende Buch soll das Studium dieser einführenden und grundlegenden Werke nicht ersetzen. Die formulierten Fragen und Antworten bieten dem Leser eine Möglichkeit, sein Wissen zu überprüfen und Lücken zu erkennen.

Im Anschluss an fast jede Antwort findet sich ein Kommentar, der den Ansporn geben soll, die jeweiligen Inhalte anhand der Primärliteratur zu vertiefen.

Für den Einstieg in die Arbeit als klassischer Homöopath ist ein entsprechender Wissensstand hilfreich und sinnvoll. Er ist deshalb auch die Voraussetzung für die erfolgreiche Absolvierung der Zertifikatsprüfung.

Der *Prüfungstrainer Homöopathie* möge den Leser motivieren, sich mit den Inhalten der Homöopathie intensiv zu beschäftigen, damit in der Folge eine gute und heilsame Behandlung unserer Patienten gelingen kann.

Esslingen und Schleswig, im März 2009

Karin Eckert und Jürgen Wiering

Das vorliegende Buch ist ein Gemeinschaftswerk der Qualitätskonferenz der SHZ (Stiftung Homöopathie Zertifikat).

Unser besonderer Dank gilt allen Mitarbeitern, die dieses Buch mit ihrem Engagement auf den Weg gebracht haben. Ohne die jahrelange Bereitschaft, sich für die Ziele der Qualitätsförderung in der Homöopathie einzusetzen, hätte der *Prüfungstrainer Homöopathie* nicht erstellt werden können.

Für die Ausarbeitung der einzelnen Fragen und Antworten hat ein intensiver Austausch zwischen unterschiedlich arbeitenden Homöopathen und Homöopathinnen stattgefunden. Damit sind möglichst viele Sichtweisen der Homöopathie und eine hohe Fachkompetenz zum Tragen gekommen.

Die Kommentierung hat dann nochmals einen verfeinerten und differenzierten Blick auf die Fragen und Antworten möglich gemacht. Manche zusätzliche Information und einige wertvolle Hinweise können so dem Leser zum Lernen an die Hand gegeben werden.

Ganz besonders möchten wir uns bei folgenden Kollegen und Kolleginnen bedanken:

Anneliese Barthels
Ute Bräutigam
Ralf Burmeister
Elke Craven-Rohm
Vera Gotsch-Rüdt
Ute Habermann-Schlenther
Gerlinde Hangkofer
Dr. Stephan Hoppe
Gregor Kindelmann
Ilse Klingel-Hammes
Daniela Scholz-Köllermeier
Monika Schreck
Ingo Torp
Jörg Wichmann
Roland Wolf

1 Materia medica

Im Prüfungsbereich zur Materia medica gibt es größtenteils nur Multiple-Choice-Fragen. Dies bedeutet, dass eine oder mehrere Antworten möglich sind. Manche Fragen sind sicher einfach und schon bei grober Kenntnis der Arzneimittellehre zu beantworten. Andere Fragen erfordern hingegen einen differenzierteren Blick, um die richtigen Antworten herauszufinden.

Die Konzeption der Fragen ist auf der Basis der Werke der Autoren Boericke, Boger, Jahr, Lippe und Nash entstanden (siehe Literatur).

Die Kommentare haben nicht den Anspruch, ein Thema vollständig abzuhandeln. Oft wurde ein Schwerpunkt gesetzt. Je nach Fragestellung wurde auch zu den möglichen falschen Antworten Stellung genommen. Häufig ist der Kommentar auch der Versuch, in Anlehnung an die Frage die verschiedenen Mittel zu differenzieren.

Es werden folgende Frageformen unterschieden:

Frage als Falldarstellung

Bei dieser Art von Frage wird ein kurzer Fall skizziert, bei dem entweder der Prüfling ein Mittel zu nennen hat oder ein Mittel unter mehreren herauszufinden (*multiple choice*) ist. Hier ist nur ein einziges Mittel richtig.

Frage

Welches Mittel verschreiben Sie, wenn der Patient über folgende Symptome klagt?

- Verdauungsbeschwerden mit Flatulenzen und brennendem Aufstoßen
- Beschwerden im Abdomen wandern von der rechten zur linken Seite
- nachmittags geht es dem Patient oft schlechter

Antwort: Lycopodium clavatum

Frage

Ein Patient berichtet über starke Schmerzen in den Fingern, nachdem er sie sich in der Türe eingeklemmt hatte. Er sagt, dass der Schmerz vom Finger in den Unterarm schieße. Welches Mittel würden Sie geben?

a. Phosphoricum acidum
b. Hypericum perforatum

c. Apis mellifica
d. Silicea terra

Antwort: b

Kombinationsfrage

Bei Kombinationsfragen ist es notwendig, verschiedene Aspekte eines Mittels etwas detaillierter zu kennen und zuordnen zu können. Die Frage kann sich dabei auf eine Körperregion beziehen, die Modalitäten erfragen oder das gesamte Arzneimittelbild abdecken.

Frage

Welche Aussage(n) passt(en) zum Husten bei Causticum?

1. Der Husten wird durch ein Kitzeln in der Halsgrube ausgelöst.
2. Der Husten ist trocken.
3. Der Auswurf ist schwierig abzuhusten.

a. Antwort 1 ist richtig.
b. Die Antworten 1 und 2 sind richtig.
c. Die Antworten 2 und 3 sind richtig.
d. Alle Antworten sind richtig.

Antwort: d

Zuordnungsfrage mit einer oder mehreren richtigen Antworten

Die Zuordnungsfragen können das Nennen des Mittels oder das Aufführen von Symptomen fordern. Lernziel dieser Fragen ist, das Wissen in beide Richtungen verfügbar zu machen. Man sollte in der Lage sein, das oder die Mittel bestimmten Symptomen oder die Symptomatik den entsprechenden Mitteln zuzuordnen.

Frage

Welche Symptome passen zu Medorrhinum?

a. Apathie, Gleichgültigkeit allem gegenüber
b. kreisrunder Haarausfall
c. Windeldermatitis
d. chronischer Rheumatismus
e. unerträglicher Harndrang
f. Gefühl von etwas Lebendigem im Abdomen

Antwort: c, d

Frage

Welches Mittel behandelt folgende Symptome?

- verspätete Zahnung
- Beschwerden durch Wetterwechsel
- Verlangen nach geräuchertem Fleisch
- Kopfschmerzen bei Schulkindern
a. Silicea terra
b. Pulsatilla pratensis
c. Calcium phosphoricum
d. Tuberculinum

Antwort: c

Frage nach Symptomen

Bei diesen Fragen handelt es sich nicht um Multiple-Choice-Fragen. Hier ist es notwendig, eigene bekannte Symptome des genannten Mittels anzuführen. Ziel ist es, den Prüfling anzuregen, sein Wissen aktiv zu formulieren.

Frage

Ignatia amara erzeugt auf der körperlichen Ebene vielerlei paradoxe Zustände. Nennen Sie mindestens drei Beispiele!

Antwort:
- Klumpengefühl > durch Schlucken von Festem
- Halsschmerzen > durch Schlucken von Festem
- Husten verstärkt den Hustenreiz
- Durst während des Frostes
- flaues Leeregefühl im Magen, nicht > durch Essen

Differenzialdiagnostische Frage

Bei einer DD-Frage (differenzialdiagnostische Frage) können alle bisher genannten Frageformen auftreten. Allerdings ist der Ausgangspunkt bei den DD-Fragen immer die Unterscheidung zwischen zwei oder mehreren Mitteln. Lernziel bei den DD-Fragen ist es, die Fähigkeit zu schulen, zu ganz bestimmten Themenkomplexen Arzneimittel voneinander abgrenzen zu können.

Bei den DD-Fragen treten sehr häufig Zuordnungsfragen auf. Hier sollen verschiedene Aussagen unterschiedlichen Mitteln zugeordnet werden.

▶

Frage

Ordnen Sie den beiden Kalium-Arzneimitteln Kalium bichromicum und Kalium carbonicum jeweils zwei der folgenden Symptome zu!

a. Schwellung zwischen den oberen Augenlidern und Augenbrauen
b. Absonderungen sind fadenziehend
c. aufrecht nach vorne gebeugtes Sitzen bessert bei Atemnot
d. Schmerz an einer kleinen Stelle, wandert rasch

Antwort: Kalium carbonicum: a, c;
Kalium bichromicum: b, d

Frage 1.1

Welche Symptome sind typisch für Calcium carbonicum?

a. Speichelfluss nachts im Schlaf
b. reichlicher Kopfschweiß, Verschlechterung durch Schlaf
c. Neigung zum Fettwerden
d. Kurzatmigkeit beim Gehen, besonders beim Treppensteigen
e. stinkende Halsentzündung

Antwort: b, c, d

Mercurius solubilis und Calcium carbonicum haben das starke Schwitzen mit der nächtlichen Verschlechterung gemeinsam. Mercurius solubilis schwitzt am ganzen Körper und ist ständig feucht, während Calcium carbonicum den Schweiß vermehrt am Kopf hat. Der Erschöpfungszustand von Calcium carbonicum kann sich auch in dem Symptom „Kurzatmigkeit beim Treppensteigen" zeigen.

Die stinkende Halsentzündung und der nächtliche Speichelfluss sind ebenfalls auf Mercurius solubilis hinweisende Symptome.

Antwort: a

Zentrales Mittel ist Jodum, das alle Symptome abdeckt. Die vier genannten Mittel leiden zwar alle unter Schwäche und Konzentrationsmangel, aber die Schwäche hat unterschiedliche Ursachen. Jodum hat einen beschleunigten Stoffwechsel, der Ruhelosigkeit und Abmagerung nach sich zieht. Calcium carbonicum ist eher das Gegenteil davon: es ist schnell adipös, erschöpft und jede Anstrengung verschlechtert seinen Zustand. Barium carbonicum kann zwar auch mager sein und sich schlecht konzentrieren, wirkt aber in seiner Erscheinung eher langsam und schwach in seinem Geist und weist oftmals eine insgesamt verzögerte Entwicklung auf. Ferrum metallicum hingegen ist geschwächt, da es die Nahrung nicht gut assimilieren kann, ist abmagert und muss sich wegen der starken Schwäche hinlegen.

Frage 1.2

Wir haben ein Kind vor uns, das extrem ruhelos und schwach wirkt, einen großen Appetit hat und unter Konzentrationsmangel leidet. Akut leidet das Kind unter Schmerzen im Kehlkopf und ist dabei heiser. Die Schmerzen werden beim Husten schlimmer.

An welches Mittel denken Sie?

a. Jodum
b. Calcium carbonicum
c. Ferrum metallicum
d. Barium carbonicum

Antwort: a, b, d

Stramonium ist das Hauptmittel bei Furcht in der Dunkelheit. Ein weiteres auf das Gehirn wirkende Mittel mit Angst in der Dunkelheit ist Cannabis indica. Cannabis indica hat einen Zustand von „übertriebenen Vorstellungen und Wahrnehmungsvermögen, mit geistiger Erregtheit" (Boger), das eben auch zu Halluzinationen in der Nacht führen kann.

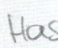

Cannabis indica und Stramonium sind beide unempfindlich gegenüber Schmerzen, ein weiteres Drogenmittel, Opium, weist ebenfalls diese Symptomatik auf.

Frage 1.3

Welche der folgenden Symptome hat Stramonium?

a. Furcht im Dunkeln
b. schreckliche Visionen
c. sanftes Gemüt
d. Schmerzlosigkeit gewöhnlich schmerzhafter Beschwerden

Antwort: b, d, e

„Die für die Säuren übliche Schwäche ist bei diesem Mittel, das eine nervliche Erschöpfung hervorruft, sehr ausgeprägt." (Boericke)

Weitere Säuren sind:
- Aceticum acidum: mit tiefgreifender Anämie, großer Hinfälligkeit und häufigen Ohnmachten
- Fluoricum acidum: vorzeitig gealterte Menschen mit schwachen, weitgestellten Blutgefäßen
- Picricum acidum: Degeneration des Rückenmarks und geistige Ermüdung
- Nitricum acidum: erkälten sich leicht, sind körperlich schnell reizbar
- Muriaticum acidum: septischer Zustand bei schleichendem Fieber mit hohen Temperaturen
- Benzoicum acidum: Schwäche durch Niereninsuffizienz
- Sulfuricum acidum: Schwäche im Verdauungstrakt mit Verlangen nach Stimulanzien

Frage 1.4

Welche der folgenden Symptome sind wichtige Allgemeinsymptome von Phosphoricum acidum?

a. Verlangen nach Kaffee
b. Folgen von zu schnellem Wachstum
c. Verschlechterung durch Wärme
d. Schwäche und Erschöpfung
e. Folgen von Verlust von Körperflüssigkeiten

Frage 1.5

Wie sind Patienten, die Nux vomica brauchen?

a. reizbar
b. ungeduldig
c. nachtragend
d. geschwätzig
e. leicht zornig

Antwort: a, b, e

Überempfindlichkeit auf emotionaler sowie körperlicher Ebene ist sicherlich ein wichtiges Charakteristikum von Nux vomica. Es sind „sehr eigene, vorsichtige, hitzige Personen, die leicht erregt und zornig werden, oder von gehässiger, boshafter Gemütsart" (Nash). Nux vomica ist in einem Zustand, in dem das Nervensystem auf vielen Ebenen gereizt „überempfindlich und hochempfänglich für Eindrücke ist" (Boericke).

Die nachtragende Haltung ist kennzeichnend für Natrium muriaticum, die Geschwätzigkeit für Lachesis muta.

Frage 1.6

Welche sind die charakteristischen Hauptmerkmale von Arsenicum album?

a. Angst/ Furcht
b. Gleichgültigkeit gegenüber der Familie
c. Erschöpfung/ Schwäche
d. Ruhelosigkeit
e. empfindlich gegen Unordnung
f. Stumpfheit

Antwort: a, c, d, e

Merke: **A** – Angst, Furcht

R – Ruhelosigkeit

S – Schwäche, Erschöpfung

E – Eiseskälte

N – nächtliche Verschlechterung

Die oft pingelige Empfindlichkeit gegen Unordnung weisen viele Arsenicum-album-Patienten auf.

Stumpfheit und Gleichgültigkeit gegenüber der Familie gehören nicht zu Arsen.

Frage 1.7

An welchen Stellen kann Sulfur ein Hitzegefühl haben?

a. entlang der Wirbelsäule
b. in den Fußsohlen
c. im Magen
d. am Scheitel
e. in den Händen

Antwort: b, d, e

Sulfur „hat eine große Affinität zur Haut, wo es Hitze und Brennen mit Jucken hervorruft" (Boericke).

Das Hitzegefühl entlang der Wirbelsäule ist bei Medorrhinum zu finden, während wir das brennende, mit Hitze empfundene Gefühl im Magen bei Arsenicum album antreffen.

Antwort: a, b, d

„Nervöse Beschwerden mit ausgeprägter Reizbarkeit, Erkrankungen des Urogenitaltraktes" (Boericke) sind häufige Symptome, die auf Staphysagria zutreffen. „Druck auf der Blase, fühlt sich an, als wäre sie nicht richtig entleert worden. Brennen in der Urethra, wenn nicht uriniert wird. Drang und Schmerz nach dem Wasserlassen." (Boericke)

Die beiden Symptome „Brennen am Ende des Wasserlassens" und „Urintröpfeln beim Sitzen" weisen auf Sarsaparilla officinalis hin.

Frage 1.8

Was spricht bei einer Blasenentzündung dafür, dass Staphysagria indiziert ist?

a. Auftreten nach Geschlechtsverkehr
b. häufiger Harndrang mit Abgang nur kleiner Mengen
c. Urintröpfeln beim Sitzen
d. Brennen in der Harnröhre, wenn nicht uriniert wird
e. Brennen in der Blase gegen Ende des Urinierens

Antwort: a, c, e

„Alle Beschwerden sind durch Stupor charakterisiert. Sie sind schmerzlos und werden von einem tiefen, betäubten Schlaf .... begleitet". (Boericke) Eine Verschlechterung erleidet Opium durch Hitze sowie während und nach dem Schlaf.

Die Schläfrigkeit ist vergleichbar mit jener von Nux moschata, das aber eine Verschlechterung durch Kälte erfährt.

Frage 1.9

Es gibt einige neurologisch bedingte Zustände, die akut Opium benötigen, wie Apoplex, Krampfanfälle, Koma. An welchen der folgenden Symptome lässt sich erkennen, dass Opium angezeigt ist?

a. tief rotes Gesicht
b. Blässe
c. Stupor
d. erhöhter Puls
e. Schnarchen

Antwort: klopfend, hämmernd

Die Kopfschmerzen von Ferrum metallicum können sehr an die Kopfschmerzen von Belladonna erinnern! Nash erläutert zu Ferrum metallicum: „plötzlicher Blutandrang nach dem Kopfe; Kopfadern geschwollen; fliegende Hitze im Gesicht". Und weiter: „Hämmernde, klopfende, pulsierende Kopfschmerzen."

Frage 1.10

Wie können sich bei Ferrum metallicum die Kopfschmerzen äußern (Schmerzqualität)?

Antwort: a, b, c

Die Patienten, für die Hyoscyamus niger das ähnlichste homöopathische Arzneimittel ist, sind sehr misstrauisch. Sie verweigern z. B. die Einnahme ihrer Medikamente, weil sie befürchten, vergiftet zu werden. Nash beschreibt den Hyoscyamus-niger-Patienten so: „Er ist eifersüchtig auf andere, oder die erste Ursache des Anfalls ist Eifersucht. Ferner nimmt die Manie oft eine laszive Form an. Der Patient deckt sich auf, entblößt sich, singt,

▶

Frage 1.11

Welche der folgenden Symptome treffen auf Hyoscyamus zu?

a. Furcht vergiftet zu werden
b. spielt an seinen Genitalien
c. Eifersucht
d. Verlangen nach Helligkeit
e. Angst vor glänzenden Gegenständen

schwatzt verliebtes Zeug." G.H.G. Jahr ergänzt „...Furcht, von Tieren gebissen zu werden, vergiftet zu sein, oder auch verkauft zu werden."

Das Verlangen nach Helligkeit, bzw. Licht und die Furcht vor glänzenden Gegenständen gehören zu Stramonium.

Frage 1.12

Welche Symptome finden Sie bei Syphilinum?

a. Besserung am Meer
b. Verlangen nach alkoholischen Getränken
c. nächtliche Knochenschmerzen

Antwort: b, c

Die Besserung am Meer hat eine andere Nosode: Medorrhinum.

Syphilinum hingegen hat eine Verschlechterung am Meer.

Syphilinum und Medorrhinum teilen beide das Verlangen nach Alkohol, während die nächtlichen Knochenschmerzen zu Mercurius solubilis gehören, das ein wichtiges Komplementärmittel zu Syphilinum darstellt.

Frage 1.13

Was sind typische Gemütssymptome von Jodum?

a. niedergeschlagene Mutlosigkeit
b. ausgelassene Fröhlichkeit
c. Apathie
d. Beklommenheit
e. Ruhelosigkeit

Antwort: a, d, e

Jodum ist ein Mittel, dass von seiner Angst getrieben ist und sich ständig beschäftigt halten muss. Diese Symptomenkombination finden wir auch bei Arsenicum album, das im Gegensatz zu Jodum aber sehr frostig ist. „Angst, wenn in Ruhe" schreibt Boericke. Jodum kann nicht aufhören zu arbeiten, obwohl ihn die Arbeit noch mehr schwächt. Gleichzeitig bestehen Impulse, gewalttätig zu werden oder er verfällt in eine tiefe Melancholie, die ihn am Leben verzweifeln lässt. Die Symptome können äußerst rasch wechseln und wirken daher in gewisser Weise widersprüchlich.

Frage 1.14

Welche Symptome passen zu Medorrhinum?

a. Apathie, Gleichgültigkeit allem gegenüber
b. kreisrunder Haarausfall
c. Windeldermatitis
d. chronischer Rheumatismus
e. unerträglicher Harndrang
f. Gefühl von etwas Lebendigem im Abdomen

Antwort: c, d

Nash beschreibt außergewöhnliche Erfolge bei der Heilung heftiger Formen von Rheumatismus mit Medorrhinum, mit dem besonderen Hinweis, dass die Schmerzen von Medorrhinum bei Tag schlimmer sind. Auch Boericke erwähnt Medorrhinum bei chronischem Rheumatismus. Ein feuchter, feuerroter, heftig juckender Anus findet sich bei Boger, bei Boericke finden wir feuerroten Ausschlag um den Anus bei Babys.

Das Gefühl von Lebendigem im Abdomen ist besonders von Thuja occidentalis, aber auch von Crocus sativus und Natrium carbonicum bekannt.

Antwort: Aurum metallicum

Aurum metallicum hat einen deutlichen Organbezug zum Herzen und zu den Knochen. Die Herzbeschwerden beschreibt Boericke folgendermaßen: „Empfindung, als würde das Herz für zwei oder drei Sekunden aufhören zu schlagen, sofort gefolgt von einem tumultösen Wiedereinsetzen." Die Aurum-metallicum-Symptome sind häufig von Hypertonie begleitet, die sich durch ein Toben und Sausen im Kopf äußern können. Die Knochenschmerzen können schneidend und bohrend sein. Aurum metallicum kann unter verschiedenen Knochenerkrankungen leiden, zum Beispiel Karies des Schädel- und Nasenknochens. Die Verschlechterung der Symptome tritt häufig nachts auf.

Frage 1.15

Ein Patient konsultiert Sie wegen Hypertonie: Er beschreibt einen Blutandrang zum Kopf, mit Toben und Sausen im Kopf. Außerdem klagt er über paroxysmales Herzklopfen und häufige bohrende Knochenschmerzen.

An welches Mittel denken Sie?

Antwort: b, e

Chamomilla ist besonders bei Kindern ein sehr hilfreiches Mittel. Es sind Kinder, die während der Zahnung unter Durchfall, Erbrechen, Husten, Schlaflosigkeit und Fieber leiden können. Auf der Gemütsebene können diese Kinder mit Reizbarkeit, mit Schreien und mit Stöhnen auf Schmerzen reagieren, gegen die sie sehr empfindlich sind. Nachts werden die Beschwerden besonders heftig. Das Chamomilla-Kind möchte gerne herumgetragen werden, erst dann kann es sich beruhigen.

Der Stuhlgang bei einem Chamomilla-Patienten kann zwar wie gehackter Spinat aussehen, aber der Patient wäre dabei nicht friedlich, sondern unruhig.

Frage 1.16

Welche Symptome sprechen für Chamomilla?

a. nachts besser
b. Reizbarkeit durch die Schmerzen
c. Stuhl wie gehackter Spinat bei friedlichem Kind
d. möchte gestreichelt, berührt werden
e. Diarrhö während Zahnung

Antwort: a, c, d

Arnica montana hat eine Blutungsneigung: Nasenbluten, blutunterlaufene Augen, blutiger Stuhlgang und auch blutiger Auswurf werden beschrieben. Nach einem Schock- oder Schreckerlebnis treten unfreiwillige Entleerungen besonders häufig nachts auf.

Frage 1.17

Was kann nach einem Ereignis auftreten, das einen Arnica-montana-Zustand auslöst?

a. Blutungen
b. Schweißausbrüche
c. unwillkürlicher Harnabgang
d. unwillkürlicher Stuhlabgang
e. Muskelkrämpfe

Frage 1.18

Eine Patientin hat eine akute Blasenentzündung. Sie denken an Cantharis vesicatoria. Welche Symptome würden Ihnen das Mittel bestätigen?

a. Sie hat brennende Schmerzen wie von Feuer, vor, während und nach dem Urinieren.
b. Ansonsten ist sie trotzdem ruhig.
c. Sie könnte schreien vor Schmerzen.
d. Sie hat trotzdem starkes sexuelles Verlangen.

Antwort: a, c, d

Die Zystitis zeichnet sich durch heftigste, brennende, beißende Schmerzen aus. Boericke: „Der Urin verbrennt ihn." Cantharis-vesicatoria-Patienten schreien durchdringend bei ihren Schmerzen, und der Reiz des Schmerzes kann sexuelles Verlangen auslösen. Cantharis-vesicatoria-Patienten müssen ihrem Schmerz Ausdruck verleihen, sie können bei der Heftigkeit ihrer Schmerzempfindung nicht ruhig bleiben.

Frage 1.19

An welches Mittel denken Sie bei folgenden Symptomen: melancholische Stimmung, Selbstvorwürfe, Hoffnungslosigkeit und glaubt, nicht in seine Welt zu passen, alles verkehrt zu machen, wütend bei geringstem Widerspruch?

a. Aurum metallicum
b. Ignatia amara
c. Lycopodium
d. Arsenicum album

Antwort: a

Nash schreibt in seiner Einleitung zu Aurum metallicum: „Seltsam, dass dieses Edelmetall, nachdem die Menschheit wegen seines Geldwertes strebt, die größte Unseligkeit hervorruft, wenn es dem Organismus einverleibt wird." Und weiter: „Der Aurum-Patient ist in tiefsten Trübsinn und Verzweiflung verfallen. Das Leben ist ihm eine Last, und er ersehnt den Tod. Er hegt ständig Selbstmordgedanken." Boericke ergänzt: „Jede Möglichkeit zur Selbstzerstörung wird gesucht." Er macht sich selbst Vorwürfe, weil er glaubt, alles falsch zu machen, und nicht in diese Welt zu passen. Aurum-metallicum-Patienten suchen nach einem Ausweg aus dieser Depression und hoffen, ihn im Beten bzw. der Religiosität zu finden.

Ab und zu bricht der Aurum-metallicum-Patient aus seiner Depression auf, wird launisch, und dann erregt auch der geringste Widerspruch seinen Zorn.

Frage 1.20

Welche Symptome gehören zu Silicea terra?

a. Besserung durch frische, kühle Luft
b. Besserung durch Einhüllen des Kopfes
c. Verschlechterung durch Kälte und Zugluft
d. starke Eiterungsneigung
e. Furcht vor Insekten

Antwort: b, c, d

Silicea terra ist ausgesprochen frostig und es geht ihr besser durch Einhüllen des Kopfes. Silicea terra leidet an Ängsten vor Nadeln und spitzen Gegenständen und nicht vor Insekten, wie Hepar sulfuris sie hat. Die Trias der Symptome „Besserung durch Einhüllen des Kopfes, Verschlechterung durch Kälte und Zugluft sowie starke Eiterungsneigung" teilt Silicea terra mit Hepar sulphuris.

Ein weiteres kleines Mittel, das bei Eiterungsneigung und Panaritiumbildung nicht vergessen werden sollte, ist Myristica sebifera.

Antwort: b

Thuja occidentalis gehört zum sykotischen Miasma und hat eine deutliche Wirkung auf die Haut und das Urogenitalsystem, wo es zur Bildung von warzenartigen Wucherungen kommen kann, die denen der Feigwarzenkrankheit ähnlich sind.

„Die, ungeheilt, gleichfalls von der Lebenskraft unvertilgbare Sykosis (Feigwarzenkrankheit) erkannte man nicht als eine innere chronisch miasmatische Krankheit eigner Art, wie sie doch unstreitig ist und glaubte sie durch Zerstörung der Auswüchse auf der Haut geheilt zu haben, ohne das fortwährende, von ihr zurückbleibende Siechtum zu beachten." (*Organon*, § 79) Hahnemann weist in diesem Paragrafen erneut darauf hin, dass die Unterdrückung von Hautausschlägen nicht zur Heilung des Miasmas führt und damit weitere Leiden und Krankheiten im Sinne des Miasmas fortbestehen.

Frage 1.21

Welchem Miasma ordnet Hahnemann Thuja occidentalis zu?

a. Psora
b. Sykose
c. Syphilis

Antwort: d

Der Husten von Causticum kann trocken sein. Ein Kitzeln in der Halsgrube löst immer wieder einen unaufhörlichen Hustenreiz aus. Am Abend und am Morgen wird er schlimmer. Es gibt bei Causticum auch einen Husten mit Auswurf, aber dieser Auswurf ist schwer abzuhusten. Er ist fettig und klebrig und sitzt sehr tief. Der Patient versucht ihn immer wieder hoch zu husten, aber er kann ihn nicht erreichen. Immer wieder schlüpft er zurück. Durch das ständige Husten fühlt sich die Brust schon ganz wund an. Ein Schluck Wasser kann Linderung verschaffen und den Hustenreiz beruhigen.

Frage 1.22

Welche Aussage(n) passt (passen) zum Husten bei Causticum?

1. Der Husten wird durch ein Kitzeln in der Halsgrube ausgelöst.
2. Der Husten ist trocken.
3. Der Auswurf ist schwierig abzuhusten.

a. Antwort 1 ist richtig.
b. Die Antworten 1 und 2 sind richtig.
c. Die Antworten 2 und 3 sind richtig.
d. Alle Antworten sind richtig.

Antwort: a, b, c

Übermäßige Entleerungen gehören zu dem Arzneimittelbild von Veratrum album: heftigstes Brechwürgen und reichlicher schwallartiger Durchfall mit viel kaltem Schweiß. Die Entleerungen schwächen den Patienten sehr stark, er wirkt matt und kann sogar kollabieren. Das Gesicht ist eiskalt, sehr blass und wirkt eingefallen.

Veratrum album bietet das perfekte Kollapsbild.

Arsenicum album kann ebenfalls unter Erbrechen mit Durchfall leiden und dabei sehr blass und eingefallen aussehen. Beide Arzneimittel haben in diesem Zustand Durst auf kaltes Wasser, das sie aber beide nicht vertragen, und wieder erbrechen.

Frage 1.23

Welche Symptome ordnen Sie Veratrum album zu?

a. heftigstes Erbrechen mit Darmentleerung
b. Gesicht ist eiskalt mit Schweiß auf der Stirn
c. Ohnmachtsneigung
d. ruheloser Schlaf
e. brennende Schmerzen

▶

Während Veratrum album auf diesen Krankheitszustand mit Kollapsneigung reagiert, neigt Arsenicum album zu Ruhelosigkeit, die sich in der Nacht verstärkt. Auch die brennenden Schmerzen gehören zu Arsenicum album.

Frage 1.24

Was kann man am Gesicht eines Patienten wahrnehmen, der Arnica montana braucht?

a. tiefrote Färbung
b. eine Wange heiß und rot, die andere kalt und blass
c. wechselnde Farbe
d. Schweiß auf der Stirn
e. heißes Gesicht

Antwort: a, e

Die Gesichtsfarbe bei Arnika-Patienten ist rot, die Gesichtshaut fühlt sich heiß an. Nash erläutert: „Hitze und Röte des Kopfes und des Gesichts, während der Körper und die Glieder kühl oder kalt sind."

Frage 1.25

Welche Symptome gehören zu Aurum metallicum?

a. Knochenschmerzen
b. heftiges Herzklopfen
c. Hodenatrophie
d. Abortneigung
e. asthmatische Atmung

Antwort: a, b, c

Aurum metallicum hat einen Organbezug zum Herzen, den Knochen und den Drüsen. Auch Erkrankungen des Gefäßsystems und der Leber können mit Aurum geheilt werden. Nächtliche Knochenschmerzen, insbesondere der Schädel- und Nasenknochen und des knöchernen Gaumens sind Symptome, die auf Aurum hinweisen. Bei den Drüsen können besonders Erkrankungen des Hodens wie Hodenhochstand, chronische Hodenverhärtung, Hodenatrophie und Schwellung des Hodens mit Aurum metallicum geheilt werden.

Frage 1.26

Hypericum perforatum ist indiziert bei

a. Kurzsichtigkeit,
b. Commotio cerebri,
c. Verletzung des Steißbeins,
d. Abszessen,
e. Verletzungen der Nerven.

Antwort: b, c, e

Nash schreibt: „Hypericum ist das Mittel par excellence gegen Verletzungen der Nerven; von einfachen Stichen durch Nägel, Nadeln, Splitter, Dornen, Rattenbissen usw. bis zu heftigen Rückenmarks- oder Gehirnerschütterungen, besonders an den Stellen, die an Gefühlsnerven reich sind."

Antwort: geistige Schwäche; Schüchternheit; Furcht vor Fremden; Mangel an Selbstvertrauen

Barium carbonicum ist ein Mittel, das gekennzeichnet ist von Zurückhaltung und Unterentwicklung, die sich auf emotionaler Ebene in Form von extremer Schüchternheit, Furcht vor jeglicher Art von Fremdheit und Verlust von Selbstvertrauen zeigen kann. Aber auch auf geistiger Ebene ist eine Schwäche und Retardierung durch Symptome wie Gedächtnisverlust, Senilität und Verwirrung zu erkennen. Kent spricht von „Zwerghaftigkeit an Leib und Geist" bei Menschen, die sich nicht oder spät entwickeln und deshalb ihrer Umgebung scheu, langsam und vorsichtig begegnen.

Frage 1.27

Nennen Sie bitte einige wichtige Gemütssymptome von Barium carbonicum!

Antwort: (lang gezogene) Seufzer und Schluchzer

Natrium muriaticum und Pulsatilla pratensis können ebenfalls bei Kummer auffallend viel schluchzen oder seufzen.

Ein weiteres großes Kummermittel ist Phosphoricum acidum, das vom Wesen her aber eher still, sogar müde, abgehärmt und hoffnungslos wirkt.

Frage 1.28

Welche deutlich hörbaren Äußerungen begleiten den Kummer von Ignatia amara häufig?

Antwort: b, d

Thuja occidentalis hat deutliche Bezüge zu Blasensymptomen.

Die Inkontinenz im ersten Schlaf ist ein Hauptsymptom von Sepia succus und Causticum.

Frage 1.29

Welche Aussagen stimmen bezüglich Thuja occidentalis?

a. Inkontinenz nachts im ersten Schlaf
b. geteilter Urinstrahl
c. Schmerzen der Blase im Sitzen, mit verschränkten Beinen besser
d. schneidender Schmerz am Ende des Urinierens oder nach dem Urinieren

---

Antwort: a, d

Lippe schreibt zu China officinalis: „Empfindlichkeit der Kopfhaut, besonders der Haarwurzeln, gegen die geringste Berührung; ... besser durch starken äußeren Druck und Kratzen des Kopfs. ... Der Kopfschmerz wird schlimmer durch ... die leiseste Berührung; erleichtert durch harten Druck."

Frage 1.30

Welche dieser Aussagen ist richtig? Der Schmerz von China officinalis ist ...
a. besser durch festen Druck.
b. schlechter durch festen Druck.
c. besser durch leichten Druck.
d. schlechter durch die leichteste Berührung.

Frage 1.31

Welche Symptome lassen an Lachesis denken:

a. Gefühl eines Klumpens im Hals
b. Halsschmerzen besser durch Schlucken heißer Getränke
c. Halsschmerz zieht zu den Ohren
d. Kragen oder Schal müssen gelockert sein
e. Leerschlucken erleichtert das Kloßgefühl im Hals

Antwort: a, c, d

Der Hals ist häufig eine Schwachstelle bei Lachesis-Patienten. Sie haben das Gefühl, einen Klumpen im Hals zu haben, den sie immer wieder versuchen herunterzuschlucken, was ihnen aber nicht gelingt. Der Klumpen steigt immer wieder auf, er kann nicht nach unten und nicht nach oben befördert werden. Das Leerschlucken schmerzt sehr, heiße Getränke zu schlucken brächte dem Patienten noch mehr Schmerzen. Der Schleim ist so klebrig, dass er weder nach oben noch nach unten geschluckt werden kann. Der Schmerz zieht in das Ohr hinein. Es besteht eine große Empfindlichkeit gegen den Druck von eng gebundenen Schals oder eng anliegenden Kragen.

Frage 1.32

Was verschlechtert bei Arnica montana?

a. kalte Anwendungen
b. Berührung
c. Bewegung
d. Trinken
e. Essen

Antwort: b, c

Arnica montana ist eines der wichtigen Verletzungsmittel. Nach Quetschungen, Stürzen, Schlägen und Zerrungen ist es häufig die erste Wahl. Arnica montana hat nach der Verletzung große Angst, dass jemand die Verletzung berühren oder untersuchen könnte. Boericke schreibt: „Fürchtet Berührung oder Annäherung, von wem auch immer." Boger drückt es noch deutlicher aus: „Sagt, ihm fehle nichts!" Der gesamte Körper ist so überempfindlich, dass jede Bewegung, jede Berührung, jedes Geräusch den Zustand verschlechtert.

Frage 1.33

Welche dieser Symptome sind typisch für Medorrhinum?

a. brennendes Gefühl in Händen und Füßen
b. chronischer Rheumatismus
c. Zeit vergeht zu langsam
d. Besserung im Gebirge

Antwort: a, b, c

Da es Medorrhinum-Patienten an der Küste besser geht, kann d nicht angekreuzt werden. Der chronische Rheumatismus als Folge der unterdrückten Gonorrhö ist ausführlich bei Nash beschrieben. Er berichtet von außerordentlichen Erfolgen bei der Behandlung von schwerem Rheumatismus mit Medorrhinum. Die große Eile und Ruhelosigkeit, auch bei unwichtigen Dingen, veranlasst Medorrhinum zu dem Empfinden, dass die Zeit zu langsam vergehe. Die brennenden Hände und Füße veranlassen Medorrhinum, die Füße zu entblößen.

Frage 1.34

Welche äußere Erscheinungsform treffen wir oft bei Platinum metallicum an?

a. verführerisch
b. extravagant
c. geschmacklos
d. verwahrlost
e. abgemagert

Antwort: a, b

Antwort: a

Zincum metallicum wirkt auf das Gehirn und das Nervensystem. Die Unruhe in den Beinen bewirkt, dass der Patient seine Beine fortwährend bewegen möchte – sogar nachts, was ihn am Schlafen hindert. Das krampfhafte Zittern und Zucken verschiedener Muskeln weist ebenso wie die brennenden Schmerzen entlang der Wirbelsäule und die auf den Scheitel drückenden Kopfschmerzen auf den Bezug zum Nervensystem hin. Das Ameisenlaufen in den Waden fühlt sich an, als würde es sich zwischen der Haut und dem Fleisch befinden. Die verdrießliche Stimmung von Zincum bewirkt, dass die Patienten besonders gegen Abend keine Geräusche mehr ertragen und keine Gespräche mehr führen wollen.

Zincum metallicum geht es gegen Abend, im warmen Zimmer und nach geringen Mengen Wein deutlich schlechter. Wohltuend sind für diese Patienten dagegen Bewegung und frische Luft.

Von Arsen, Lycopodium und Phosphor kennen wir das Muskelzucken, die auf den Scheitel drückenden Kopfschmerzen und das Brennen entlang der Wirbelsäule auch. Die extreme Ruhelosigkeit der unteren Gliedmaßen abends und nachts gekoppelt mit dem Ameisenlaufen der Waden ist aber ein typisches Symptom von Zincum metallicum.

Antwort: a

Saure Ausscheidungen sind sehr typisch für Magnesium carbonicum. Der Schweiß wird von Boger als „saurer, öliger, nicht auswaschbarer Schweiß" beschrieben. Aber auch der saure Geschmack im Mund, das saure Aufstoßen und die sauren Stühle sind bei Magnesium carbonicum sehr bekannt.

Antwort: b

Die Unterdrückung von akuten Krankheiten, Hautausschlägen, Warzen oder anderen „Lokal-Uebeln" (z.B. *Organon*, §§ 192–203) war für Hahnemann eine der verderblichsten Handlungen, die bei der Behandlung von Kranken angewandt werden können: „jede äußere Behandlung solcher Lokalsymptome schafft sie von der Oberfläche des Körpers weg, ohne die innere miasmatische Krankheit geheilt zu haben." Die Unterdrückung und nicht regelgerechte Behandlung durch die klassische Homöopathie kann andere, bereits im Menschen schlummernde Krankheitsanlagen oder -symptome dann an die Oberfläche befördern.

Frage 1.35

An welches Mittel denken Sie bei folgenden Symptomen?

Ruhelosigkeit und Zucken der unteren Glieder während des Schlafes, Kribbeln in den Waden, Kopfschmerzen, die auf den Scheitel drücken, brennende Schmerzen entlang der Wirbelsäule; zunehmende Schwäche und niedergedrückt, Weinen im Schlaf.

a. Zincum metallicum
b. Arsenicum album
c. Phosphor
d. Lycopodium clavatum

Frage 1.36

Wie ist der Schweißgeruch bei Magnesium carbonicum?

a. sauer
b. wie alter Käse
c. süßlich-aromatisch

Frage 1.37

Wann ist Thuja occidentalis eines der Hauptmittel?

a. nach unterdrückten Ekzemen
b. nach unterdrückter Gonorrhö
c. nach unterdrückter Menses

Frage 1.38

Nennen Sie eine bekannte Nahrungsmittelmodalität bei Ferrum metallicum!

Antwort: Unverträglichkeit von Eiern und Abneigung dagegen

Frage 1.39

Zu welchem Arzneimittelbild passen folgende Symptome?

- Fontanelle bleibt lange offen
- Kopfschmerzen bei Wetterwechsel
- langsame Knochenbildung

Antwort: Calcium phosphoricum

Calcium phosphoricum ist sehr hilfreich bei verzögertem Fontanellenschluss, sogar dann, wenn, wie Nash beschreibt: „.... wir ein kränkliches Kind finden, dessen Fontanellen nachdem sie einmal geschlossen waren, sich wieder öffnen ..." Das Mittel bewährt sich ebenso, wenn die Knochen nach einer Fraktur schlecht zusammenheilen – Calcium phosphoricum kann dann die Kallusbildung fördern (DD Symphytum officinale). Verschlechterung durch Wetterwechsel ist eine wichtige Modalität für Calcium phosphoricum.

Frage 1.40

Wo ist der Kopfschmerz bei Silicea terra lokalisiert?

Antwort: Die Kopfschmerzen erstrecken sich vom Hinterkopf zum Scheitel

Silicea terra befindet sich in einem Zustand, in dem es unvollständig assimiliert. In dieser Situation wirkt die Pathologie „weiter und tiefer und ruft dann in der Folge neurasthenische und eine gesteigerte Empfindlichkeit für nervale Reize…hervor" (Boericke). Die Kopfschmerzen von Silicea terra können durch Fasten ausgelöst und durch das Einwickeln des Kopfes gebessert werden. Die geistige Anstrengung kann den Kopfschmerz verschlechtern. Bei Phosphoricum acidum finden wir ebenfalls durch die geistige Anstrengung eine Verschlechterung der Kopfschmerzen.

Frage 1.41

Bei einer Patientin treten plötzlich krampfartige Schmerzen in der Blase auf, die auf den gesamten Bauch ausstrahlen. Sie kann nur wenig Wasser lassen und der Urin ist fadenziehend und klebrig. Beim Vornüberbeugen erfolgt eine Erleichterung, ihre Fäuste muss sie gegen die Blase drücken, das lindert den Schmerz. Welches Mittel hat diese Symptome?

a. Arnica montana
b. Colocynthis
c. Hamamelis virginica
d. Berberis vulgaris

Antwort: b

Colocynthis zeichnet sich durch plötzliche, krampfartige Schmerzen aus, die im gesamten Abdomen auftreten können. Die Patienten müssen sich krümmen, um Linderung zu erlangen. Harter Druck bessert die Symptome ebenfalls.

Beim Harnwegskatarrh tritt der klebrige Urin auf. Wenn man den Urin stehen ließe, würde er dick wie geronnenes Eiweiß.

Antwort: Carbo vegetabilis

Carbo vegetabilis ist ein unter Umständen lebensrettendes Mittel, wenn die Patienten durch lange schwere Krankheit so geschwächt sind, dass sie keine Kraft zum Atmen mehr haben. Auf den Verlust der Körperflüssigkeiten geht Nash sehr eindrücklich ein: Er beschreibt Schleimhäute, die zu schwach und schwammig seien, um das Blut darin halten zu können. „Die Blutungen können aus Lungen, Nase, Magen, Gedärm, Blase oder einer Schleimhautoberfläche erfolgen. Kein Mittel kann bei heruntergekommenen, stark geschwächten Konstitutionen seine Stelle ersetzen." (Nash)

Nash weist ausdrücklich auf die sich gegenseitig ergänzende Wirkung von China officinalis und Carbo vegetabilis hin.

Frage 1.42

Zu welchem Mittel passen folgende Symptome?

- Verschlechterung nach langen Krankheiten
- Verschlechterung nach dem Verlust von Körperflüssigkeiten
- Verbesserung durch Zufächeln von frischer Luft

Antwort: b, e

Nash beschreibt „Hitze und Röte des Kopfes, während der Körper und die Glieder kühl oder kalt sind". Boericke erwähnt das „wunde, lahme und zerschlagene Gefühl".

Frage 1.43

Was sind typische Empfindungen von Arnica montana?

a. Brennen
b. Hitze im Kopf und Kälte in unteren Extremitäten
c. Taubheitsgefühl
d. innerliches Zittern
e. Erschlagenheitsgefühl

Antwort:

- Klumpengefühl > durch Schlucken von Festem
- Halsschmerzen > durch Schlucken von Festem
- Husten verstärkt den Hustenreiz; Durst während des Frostes
- flaues Leeregefühl im Magen, nicht > durch Essen (Boger)

Boger beschreibt erratische (den Weg verfehlende), widersprüchliche Symptome bei Ignatia amara. Boericke weist auf den unberechenbaren Charakter der Symptome von Ignatia amara hin.

Frage 1.44

Ignatia amara erzeugt auf der körperlichen Ebene vielerlei paradoxe Zustände. Nennen Sie mindestens drei Beispiele!

Frage 1.45

An welches Mittel denken Sie bei folgenden Symptomen?

- Verdauungsbeschwerden mit Flatulenzen und brennendem Aufstoßen
- Beschwerden im Abdomen wandern von der rechten zur linken Seite
- nachmittags geht es dem Patient oft schlechter

Antwort: Lycopodium clavatum

Die Verdauungsbeschwerden beschreibt Nash sehr eindrucksvoll: „Bei Lycopodium scheint eine fast fortwährende gasige Gärung im Unterleib vor sich zu gehen, wodurch ein lautes Knurren und Poltern hervorgerufen wird. Man merke: während bei China der ganze Bauch aufgebläht ist, ist dies bei Carbo vegetabilis in den oberen, bei Lycopodium in den unteren Teilen der Fall." Zu den Leitsymptomen von Lycopodium clavatum gehört die Rechtsseitigkeit und die Beobachtung, dass die Symptome oft rechts beginnen und sich dann zur linken Seite hin ausbreiten oder auf die linke Seite überwechseln. Die Verschlimmerungszeit von Lycopodium clavatum liegt zwischen 16 und 20 Uhr. Das bezieht sich nicht nur unbedingt auf ein bestimmtes Symptom, sondern auch auf das Allgemeinbefinden.

Frage 1.46

Typisch für Lachesis muta ist:

a. empfindlich gegen Berührung
b. Verbesserung der Symptome nach Schlafen
c. Symptome gehen von links nach rechts
d. Verschlechterung durch warmes Baden und heiße Getränke
e. Symptome werden in der Sonne besser

Antwort: a, c, d

Zu den Modalitäten von Lachesis muta gehört, dass die Patienten in die Verschlechterung hinein schlafen, das heißt, nach dem Schlafen geht es ihnen schlechter. Hitze verträgt Lachesis muta weder in Form von Sonnenwärme noch in Form von heißen Getränken. Der Seitenbezug von Lachesis muta ist meistens linksseitig, bzw. die Symptome beginnen auf der linken Seite und wandern dann nach rechts. Der geringste Druck und Berührung wirkt belästigend auf Lachesis-muta-Patienten.

Frage 1.47

Welche dieser Symptome gehören zu Arnica montana?

a. Ruhelosigkeit mit dem Gefühl, jede Unterlage sei zu hart
b. Beschwerden nach schwerer Geburt
c. will nicht angefasst werden
d. Schmerzen besser durch Liegen auf der schmerzhaften Seite

Antwort: a, b, c

Arnica montana ist ein sehr hilfreiches Mittel für Folgen von Verletzungen (Stürze, Schläge, Quetschungen, Prellungen) und auch nach schweren Geburten. Der ganze Körper reagiert mit Überempfindlichkeit auf die Verletzung: der Patient kann keine Geräusche, keine Bewegung und keine Berührung ertragen. Die Empfindlichkeit gegen Berührung ist so groß, dass sich sogar sein Bett hart anfühlt. Jede Annäherung, jede Berührung verursacht Ruhelosigkeit und Ängstlichkeit.

Das bekannteste Mittel, bei dem es den Patienten beim Liegen auf der schmerzhaften Seite besser geht, ist Bryonia alba.

Antwort: c

Die Entwicklung von Calcium-phosphoricum-Kindern kann verzögert sein: der Fontanellenschluss, die Knochenentwicklung und die Zahnung können verspätet sein. Neben Calcium phosphoricum sind Phosphoricum acidum und Natrium muriaticum wichtige Arzneimittel für Kopfschmerzen bei Schulmädchen. Der Wetterwechsel und das Verlangen nach Geräuchertem gehört zu den wichtigen Modalitäten von Calcium phosphoricum.

Frage 1.48

Welches Mittel muss bei folgenden Symptomen verordnet werden?

- verspätete Zahnung
- Beschwerden durch Wetterwechsel
- Verlangen nach geräuchertem Fleisch
- Kopfschmerzen bei Schulkindern

a. Silicea terra
b. Pulsatilla pratensis
c. Calcium phosphoricum
d. Tuberculinum

Antwort: Psorinum

Bei dem frösteligen Patienten, der keine Zugluft verträgt und zu ständigen Erkältungen neigt, könnte man genauso an Silicea denken, zumal eine Kopfbedeckung erwünscht ist.

Aber: während das Liegen auf dem Rücken mit ausgestreckten Armen für den Psorinum-Patienten Linderung bringt, würde diese Lage für den Silicea-Patienten Atemnot bedeuten.

Frage 1.49

An welches homöopathische Arzneimittel denken Sie?

Ein sehr frösteliger Patient klagt über ständige Erkältungen, besonders am Kopf ist er sehr empfindlich gegen Zugluft, und braucht sogar bei warmem Wetter eine Kopfbedeckung. Er hat Asthma und findet Erleichterung, wenn er mit weit ausgestreckten Armen liegen kann. Er schwitzt stark. Er befürchtet, nie wieder gesund zu werden.

Antwort: Wahnidee, etwas Lebendiges sei im Leib

Thuja occidentalis hat einige „fixe Ideen, als ob eine fremde Person an seiner Seite sei, als ob Seele und Körper getrennt seien; als ob etwas Lebendiges im Bauch sei" (Boericke). Lippe ergänzt die Wahnideen noch um die Vorstellungen „als sei eine fremde Person an seiner Seite; als ob die Seele getrennt vom Körper wäre…". Bei Nash finden wir zusätzlich die fixen Ideen „als wären … die Glieder aus Glas und würden leicht brechen, … er stehe unter dem Einfluss einer höheren Macht".

Frage 1.50

Welche Wahnideen kennen Sie bei Thuja occidentalis?

Frage 1.51

Welches Arzneimittel bewirkt folgende Symptomatik?

- Lebenskraft nahezu erschöpft
- ganzer Körper eiskalt
- Gefühl von Brennen in den Venen
- bedrohliche Herzschwäche
- übler Geruch aller Ausscheidungen

Antwort: Carbo vegetabilis

Nash schreibt in seiner Abhandlung über Carbo vegetabilis: „Natürlich kann kein Mittel Tote erwecken, und seien die Indikationen bei dem Sterbenden noch so deutlich, aber kein Mittel kommt dem näher als Carbo veg." Die Haut des Patienten ist eiskalt, besonders von den Knien bis zu den Füssen, aber innerlich hat er ein brennendes Gefühl. Boger beschreibt die innerliche, brennende Hitze in der Herz- und Brustgegend mit eisiger Haut. Nash und Jahr vergleichen das innere Brennen mit einem „Brennen wie von glühenden Kohlen" in der Brust. Jahr beschreibt sehr ausführlich die Herzschwäche von Carbo vegetabilis. Er beschreibt die Kurzatmigkeit und Engbrüstigkeit, die den Patienten zum Langsamgehen nötigt. Boger erwähnt das anhaltende, ängstliche Herzklopfen.

Den üblen Geruch aller Ausscheidungen und Ausdünstungen finden wir bei allen Mitteln aus der Carbo-Gruppe (Boericke). Die kadaverartig riechenden Stühle sind sicher durch die langsame Verdauung begründet, bei der die Speisen schon im Magen verfaulen. Das Aufstoßen riecht ranzig oder faulig. Auch der Schweiß riecht sauer.

Geschwüre mit scharfem, wundfressendem Eiter beschreibt Adolf Lippe.

Frage 1.52

Sie haben einen Patienten mit Geschwüren, bei denen Sie an Mercurius solubilis und an Hepar sulfuris denken. Bei welchen zusätzlichen Symptomen würden Sie eher Mercurius solubilis geben?

a. Zahneindrücke an der Zunge
b. metallischer Geschmack
c. Verschlechterung im warmen Bett
d. Besserung durch feuchtes Klima
e. Splitterschmerz

Antwort: a, b, c

Mercurius solubilis hat im Gegensatz zu Hepar sulfuris eine Verschlechterung im warmen Bett, während es Hepar sulfuris aufgrund seiner Frostigkeit im Bett besser geht.

Hepar sulfuris hat außerdem eine Besserung in feuchter Umgebung, ein Kardinalsymptom von Hepar sulfuris ist der Splitterschmerz.

Frage 1.53

Welche Symptome gehören zu Causticum?

a. Lähmung der rechten Gesichtsseite
b. Inkontinenz beim Husten/Niesen
c. Verlangen nach Süßigkeiten
d. Sonne bessert

Antwort: a, b

Bei Causticum finden wir eine Schwäche und zunehmende Unsicherheit der Muskelbeherrschung. So ist die Inkontinenz beim Husten zu verstehen. Diese Schwäche schreitet bis zur allmählich erscheinenden Lähmung fort. Nash erläutert: es „wird die rechte Seite im Ganzen befallen; aber es hat auch örtliche Lähmungen, wie z.B. der Stimmorgane, ... der Augenlider, des Gesichts, der Zunge ..."

▶

Causticum hat eine Abneigung gegen Süßigkeiten und eine Verschlechterung bei schönem, klarem Wetter. Bei feuchtem, nassem Wetter fühlt sich Causticum wohler.

Antwort: b

Das Mittel für entzündete, verletzte Nerven ist Hypericum perforatum. Der postoperative, von der Wunde zum Knöchel schießende Schmerz spricht dafür, dass es sich um Nervenschmerzen handelt. Sowohl an den Fußzehen als auch an den Fingerspitzen verlaufen besonders viele Nerven. Die Parästhesien als Folge der Verletzung durch die Operation können mit Hypericum perforatum sehr gut geheilt werden. Silicea terra wäre das passende Mittel, wenn die Operationswunde nur sehr schwer heilte und eiterte. Die Schmerzen von Silicea terra sind eher stechend.

Staphysagria ist ein geeignetes Mittel für Riss- und Schnittwunden. Die Schmerzen sind quetschend oder stechend.

Frage 1.54

Eine Patientin leidet unter Parästhesien (Kribbeln und Taubheitsgefühl) in der großen Zehe rechts, seit sie eine Operation am Nagel dieser Zehe hatte. Außerdem verspürt sie häufig einen schießenden Schmerz, der sich zum Knöchel erstreckt, ausgehend von der operierten Stelle. Welches Mittel würden Sie empfehlen?

a. Silicea terra
b. Hypericum perforatum
c. Staphysagria

Antwort: a, b, e

Jodum ist ein Mittel, das eine Hypertrophie fast aller Drüsen (Mesenterialdrüsen, Lymphdrüsen, Leber, Milz) aufweist, nur die Brustdrüsen verkleinern sich. Auch die Abmagerung geht einher mit der Vergrößerung der Drüsen, der ganze Stoffwechsel ist in Aufruhr und zeigt sich unter anderem in einem Gefühl von Pulsieren mit vermehrtem Blut im Kopf.

Frage 1.55

Was sind körperliche Symptome von Jodum?

a. Schwellung der Schilddrüse
b. Verkleinerung der weiblichen Brustdrüsen
c. Durstlosigkeit
d. Übelkeit mit sauberer Zunge
e. Blutandrang zum Kopf

Antwort:

- Furcht vor dem Alleinsein
- Ärgerlichkeit/Verdrießlichkeit; Gedächtnisschwäche
- Niedergeschlagenheit, Freudlosigkeit
- macht Fehler beim Schreiben, Buchstabieren, Sprechen
- Empfindlichkeit
- tyrannisch
- reizbar

Frage 1.56

Benennen Sie bitte drei Gemütssymptome von Lycopodium clavatum!

Frage 1.57

Was trifft für Causticum zu?

a. trockene kalte Luft bessert
b. starker Schweiß verschlechtert
c. Regenwetter bessert
d. warme Getränke bessern
e. Bettwärme bessert

Antwort: c, e

Causticum bevorzugt nasses, feuchtes Wetter. Trockene, kalte Winde und auch schönes klares Wetter verschlechtern den Causticum-Zustand. Die Bettwärme bessert zum Beispiel die rheumatischen Beschwerden des Patienten. Er verlangt nach kalten Getränken, sogar während des Fiebers.

Frage 1.58

Was stimmt für Mercurius solubilis?

a. großer Durst bei feuchter Zunge
b. entzündete Genitalien
c. heftiger Stuhldrang und ein Gefühl, nicht fertig zu werden
d. Neigung zum Schwitzen

Antwort: a, b, c, d

Frage 1.59

Welche Nahrungsverlangen kennen Sie bei Calcium carbonicum?

Antwort: Eier, Süßigkeiten, Milch, unverdauliche Nahrung

Frage 1.60

Wie sehen Hautleiden/-ausschläge bei Arsenicum album aus?

a. schuppig
b. grünlich
c. gangränartig

Antwort: a, c

Die Hautleiden von Arsenicum album können trocken, rau und schuppig sein. Arsenicum album kann ein sehr hilfreiches Arzneimittel bei Psoriasis sein, worauf Boericke hinweist.

Ein Gangrän ist eine Gewebsnekrose, meist infolge von Blutunterversorgung, bei der das betroffene Gewebe durch Verwesung und Autolyse zerfällt. Gangränen treten vor allem an den Extremitäten auf, z. B. infolge einer peripheren arteriellen Verschlusskrankheit. Hier kann Arsenicum album hilfreich sein, wenn die Begleitsymptome passen.

Frage 1.61

Wie ist der Ausfluss bei Syphilinum?

Antwort: ätzend, wundmachend, scharf

Antwort: a

Die Modalität „Besserung durch langsames Gehen" kann ein entscheidender Hinweis auf Ferrum metallicum sein. So erwähnt Nash: „Ich behandelte ein junges Mädchen wegen Schmerzen im Unterarm; … sie erwähnte das Symptom, dass sie sich in der Nacht (wo die Schmerzen unerträglich waren) nur dadurch Linderung verschaffen könne, dass sie aus dem Bett aufstehe und langsam im Zimmer umher gehe. Ferrum metallicum D 1000 heilte sie schnell, und sie hat niemals einen Rückfall gehabt."

Frage 1.62

Wodurch erfährt Ferrum metallicum eine Besserung?

a. langsames Gehen
b. Ruhe
c. heftige Bewegung
d. beginnende Bewegung

Antwort: b

Frage 1.63

Was fällt bei Ignatia amara beim Kauen oder Reden auf?

a. Der Mund steht schief.
b. Sie beißt sich rasch in Wange oder Zunge.
c. Sie befeuchtet sich ständig die Lippen.
d. Sie knirscht mit den Zähnen.

Antwort: Arsenicum album

Arsenicum album zählt neben Phosphor und Sulfur zu „den großen Brennern"! Boger schreibt: „Zur Verzweiflung treibende Schmerzen; brennen wie Feuer!" Sogar den Durst beschreibt Boger als „unstillbar, und brennend!". Aber der Patient verträgt nur kleine Schlucke, ansonsten würde er das Getrunkene sofort wieder erbrechen, da der Magen von Arsen-Patienten sehr empfindlich ist. Besonders nachts, wenn der Patient nicht schlafen kann, überkommt ihn die Angst vor dem Alleinsein und die Furcht zu sterben. Die Schwäche ist bei den meisten Krankheiten, bei denen Arsenicum album angezeigt ist, vorhanden – unabhängig davon, ob es sich um eine akute oder eine chronische Erkrankung handelt. Die Periodizität der Symptome bei Arsenicum album finden wir vor allem **nach** Mitternacht, aber auch 14-tägig oder jährlich.

Frage 1.64

Zu welchem Mittel gehören die folgenden Leitsymptome?

- Periodizität der Symptome
- Furcht vor Tod und Alleinsein
- Schwäche
- brennende Schmerzen
- heftiger Durst, trinkt nur wenig auf einmal

Antwort: a, b, c

Ignatia amara ist ein wichtiges Mittel für Folgen von Schreck, Schock, Kummer, Tadel, enttäuschter Liebe und Ärger. Ihren Kummer erleiden Ignatia-amara-Patienten oft still und traurig. Sie weinen in sich hinein, seufzen und schluchzen. Sie scheinen in ihrem Kummer grübelnd zu versinken. Aber nicht nur die tränenreiche Melancholie gehört zum Arzneimittelbild von Ignatia

▶

Frage 1.65

Welche der folgenden Symptome finden sich auf der Gemütsebene von Ignatia amara?

a. stiller Kummer
b. Folgen von Schock
c. Hysterie
d. stille Freude

amara – auch die ärgerliche Reizbarkeit, mit der sie auf alles reagieren, was sie stört. Kleinigkeiten, geringster Widerspruch, Geräusche können sie in Rage versetzen. Auch die wechselhafte Stimmung von Ignatia amara ist sehr ausdrucksstark! Jahr schreibt: „Bald Spaßen und Schäkern; bald Weinerlichkeit."

Frage 1.66

Welche Symptome entsprechen Sepia succus?

a. gleichgültig gegenüber ihren Pflichten
b. traurig über ihre Gesundheit
c. Abneigung gegen Gesellschaft, aber fürchtet Einsamkeit
d. Unzufrieden und leicht gekränkt

Antwort: a, b, c, d

G.H.G. Jahr geht in seiner 1848 erschienenen „Ausführlichen Arzneimittellehre" sehr intensiv auf das Gemütsbild von Sepia succus ein. Er beschreibt die Gleichgültigkeit und Teilnahmslosigkeit gegenüber allem, sogar gegenüber „der Seinen" – also seiner Familie, die sie eigentlich liebt. Die Gleichgültigkeit richtet sich auch gegen ihre normale Arbeit. Jahr beschreibt „trübe Vorstellungen über seine Krankheit, auf die Zukunft, bekümmert über ihre Gesundheit, ängstlich, gereizt und sehr schwach; macht sich lauter kummervolle Gedanken über ihr Befinden ... Alle ihre Übel stellen sich ihrem Gemüte in sehr traurigem Licht dar." Das erklärt die Unzufriedenheit, die Sepia-Patientinnen empfinden: Jahr schreibt weiter: „verdrießlich ... Missmut; Erinnerungen an vergangene Unannehmlichkeiten versetzt in äußersten Unmut; es fallen ihm von selbst ärgerliche Vorfälle aus vergangenen Zeiten ein, worüber er so empört wird, dass er ganz außer sich kommt ... Zum Zanken aufgelegt; tadelt alles und will nichts von dem, was andere wollen." Dass man es Sepia-Patienten nur schwer recht machen kann, geht auch aus ihrem Wunsch, „allein zu sein, mit geschlossenen Augen zu liegen; darf keinen Augenblick allein sein" hervor.

Frage 1.67

Welche Mittel passen zu welcher Art von Verletzung?

a. Arnica montana bei Prellungen
b. Hypericum perforatum bei Quetschungen der Nerven
c. Aconitum napellus bei Verrenkungen
d. Staphysagria bei Schnittverletzungen
e. Ledum palustre bei Verbrennungen

Antwort: a, b, d

Arnica montana ist das Hauptmittel bei Prellungen und ihren Folgen, wie Hämatomen und Zerschlagenheitsgefühl.

Hypericum perforatum ist ein wichtiges Mittel bei Quetschungen, besonders dann, wenn bei dem Stich Nerven verletzt wurden.

Aconitum napellus ist das Akutmittel bei Ereignissen, die plötzlich, akut und heftig sind.

Staphysagria wirkt besonders dann heilend, wenn die Schnittverletzung ein glatter Schnitt ist, z.B. bei Verletzung mit einem Messer oder nach chirurgischen Eingriffen.

Ledum palustre ist ein gutes Mittel nach Insektenstichen und Tierbissen, aber auch dann, wenn Hämatome nach Verletzungen durch Arnica montana nicht vollständig geheilt werden können. Eine Gabe Ledum palustre kann eine solche Behandlung zum Abschluss bringen.

▶

Bei Verrenkungen denken wir zum Beispiel an Rhus toxicodendron, bei Verbrennungen an Cantharis vesicatoria oder Causticum.

Antwort: a, c, d

Lycopodium clavatum ist ein sehr zuverlässig wirkendes homöopathisches Arzneimittel bei Verdauungsbeschwerden. Nash beschreibt das Hungergefühl von Lycopodium in folgender Weise: „Bei diesem Mittel wird ein Gefühl von Sattheit, das mit einer eigentümlichen Art von Hungergefühl abwechselt, beobachtet. Der Patient setzt sich sehr hungrig zu Tisch, aber nach einigen Bissen ist er völlig gesättigt, zu voll, um sprechen zu können." Schon nach geringen Mengen von Nahrung fühlt sich der Patient aufgebläht. „Bei Lycopodium scheint eine fast fortwährende gasige Gärung im Unterleib vor sich zu gehen, wodurch lautes Knurren und Poltern hervorgerufen wird", erklärt Nash.

Frage 1.68

Welche Symptome gehören zu Lycopodium clavatum?

a. Hunger, aber schnell Völlegefühl
b. besser nach dem Sattessen
c. Auftreibung des Abdomens mit Abneigung gegen Kleiderdruck
d. häufige geräuschvolle Flatulenzen
e. Aufstoßen verschlimmert

Antwort: c

Der Zorn und die Wut bei Staphysagria entstehen durch Kränkung und Erniedrigung; sie sind „ sehr sensibel auf das, was andere über sie sagen" (Boericke) und haben „ungestüme, gewaltige Wutausbrüche" (Boericke). Am nächsten zu Staphysagria unter den fünf genannten Arzneimitteln steht Carcinosinum. Carcinosinum fühlt sich ebenfalls ungeheuer verletzt und beleidigt; er kann Kritik und Vorwürfe nicht ertragen und verbal wie körperlich sehr aggressiv werden. Häufiger jedoch passt er sich an, und die Wut ist nach innen gekehrt.

Nux vomica sind „sehr eigene, vorsichtige, hitzige Personen, die leicht erregt und zornig werden, oder von gehässiger, boshafter Gemütsart" (Nash) sind. Nux vomica leidet unter einer ständigen Reizbarkeit, die sich in Ungeduld und heftigen, aggressiven Impulsen äußert.

Die Wut von China officinalis entspringt einem Impuls, andere Menschen zu verletzen und wechselt sich mit einer gleichgültigen, apathischen Haltung ab.

Veratrum album befindet sich eher in einer Manie. Sie ist „in wilder Aufregung, schreit, flucht … Manie mit dem Verlangen Dinge zu zerschneiden und zu zerreißen" (Boericke).

Frage 1.69

An welches Mittel denken Sie bei dem Symptom „Folgen von Zorn und Empörung mit dem Verlangen, Gegenstände zu werfen"?

a. Nux vomica
b. Veratrum album
c. Staphysagria
d. China officinalis
e. Carcinosinum

Frage 1.70

An welches Mittel denken Sie bei Kniebeschwerden nach unterdrückter Gonorrhö?

a. Pulsatilla pratensis
b. Thuja occidentalis
c. Medorrhinum
d. Sulfur

Antwort: c

Medorrhinum ist *das* sykotische Arzneimittel, das bei rheumatischen Beschwerden nach unterdrückter Gonorrhö oft sehr hilfreich ist. Boericke schreibt: „Medorrhinum stellt oft eine gonorrhoische Absonderung wieder her."

Pulsatilla pratensis und vor allem Thuja occidentalis zählen auch zu den sykotischen Arzneimitteln, es sind auch wichtige Mittel für die Folgen unterdrückter Gonorrhö. Pulsatilla pratensis hat aber den deutlicheren Bezug zum venösen Blutgefäßsystem und Thuja occidentalis den starken Bezug zu den Drüsen und der Haut.

Sulfur spielt bei der Unterdrückung von Krankheiten immer eine wichtige Rolle, so auch bei unterdrückter Gonorrhö. Wir würden bei Sulfur aber eher Hautsymptome oder Symptome des Verdauungstrakts erwarten.

Frage 1.71

Alumina ist ein wichtiges Mittel in der Sterbephase. Welches Symptom passt nicht zu Alumina?

a. progressive Lähmung
b. Schnelligkeit beim Beantworten der Fragen
c. Desorientiertheit und geistige Abstumpfung
d. schwaches Gedächtnis

Antwort: b

Alumina hat eine „Neigung zu paretischen Zuständen der Muskeln. Alte Leute…, vorzeitig gealterte Menschen mit Schwäche, Trägheit der Funktionen, Schwere, Taubheit…" (Böricke) Die geistigen und körperlichen Funktionen sind verzögert und gehen in eine Langsamkeit und Lähmung über. Gerade beim Sprechen fällt dieser mentale Verfall besonders auf: sie suchen nach Worten, die ihre Gefühle beschreiben, aber sie finden sie nicht. Sie bleiben unklar in ihrer Beschreibung und das ist etwas Charakteristisches für Alumina.

Frage 1.72

Nennen Sie häufig auftretende Symptome von Natrium muriaticum (mind. 5)!

Antwort:

- Folgen von Kummer
- starker Durst
- Kopfschmerzen
- Verlangen nach Salz
- Hautausschläge am Haarrand
- Lippenherpes
- Trost verschlechtert

Antwort: a, b, d

Boericke beschreibt Sulfur als ein Mittel mit der „Wahnidee, hält alte Lumpen für schöne Kleider … Kindische Übellaunigkeit …, ist äußerst selbstsüchtig, nimmt keine Rücksicht auf andere".

Die Selbstsucht bzw. Selbstüberhebung finden wir auch sehr stark bei Platinum metallicum und Lycopodium clavatum. Bei Lycopodium clavatum ist jedoch gleichzeitig eine Furcht vor dem Alleinsein anzutreffen. In diesem Symptom lässt sich erkennen, wie schwach und fragil das Auftreten von Lycopodium clavatum ist und dass die Selbstüberhebung als Maske dient.

Bei den religiösen Ideen, die manchmal bis zum religiösen Wahn gehen können, sind außer Sulfur zwei weitere wichtige Mittel zu nennen, nämlich Veratrum album und Stramonium.

Frage 1.73

Welche Gemütssymptome gehören zu Sulfur?

a. Religiosität
b. Selbstsucht
c. Furcht, alleine zu sein
d. fixe Idee: glaubt, er habe schöne Kleider

Antwort: b, c, e

Die Empfindlichkeit auf Licht, Geräusche und Gerüche ist auf das gereizte Nervensystem von Nux vomica zurückzuführen. Die Nerven sind so gespannt, dass Sinneseindrücke fast nicht ertragen werden können.

Die Unverträglichkeit von Hitze und fetten Speisen sind hinweisende Symptome z. B. für Pulsatilla pratensis.

Frage 1.74

Was kann Nux vomica nicht ertragen?

a. Hitze
b. Licht
c. Geräusche
d. fette Speisen
e. Gerüche

Antwort:

- Lebenskraft ist nahezu erschöpft
- ganzer Körper ist eiskalt
- Gefühl von Brennen in den Venen
- bedrohliche Herzschwäche
- übler Geruch aller Ausscheidungen
- starke Flatulenz
- Hämorrhagien der Schleimhäute
- Widerwillen gegen Fett und milchhaltige Speisen
- übermäßige Schleimabsonderung aus der Lunge
- Anämie nach schweren Krankheiten

Frage 1.75

Nennen Sie drei Leitsymptome/ Indikationen von Carbo vegetabilis!

Frage 1.76

Welches Arzneimittel hat das außergewöhnliche Symptom, dass der Patient sich wegen der Rücken-schmerzen im Bett aufsetzen muss, um sich umdrehen zu können?

a. Rhus toxicodendron
b. Nux vomica
c. Arnica montana
d. Bryonia alba
e. Kalium carbonicum

Antwort: b

„Kreuzschmerz, als wolle es brechen; muss sich aufrichten, um sich umzudrehen." (Boger) Dieses Symptom ist ein Keynote von Nux vomica.

Die anderen Mittel haben folgende Symptomatik bei Rücken-schmerzen:

- Rhus toxicodendron leidet unter Steifheit und Schmerzen, die beim Liegen auf etwas Hartem besser werden.
- Arnica montana hat ein Wundheitsgefühl, wie zerschlagen und hat dabei das Gefühl auf etwas Hartem zu liegen.
- Bryonia alba leidet ebenfalls an schmerzhafter Steifheit, „die ihn zum gekrümmten Gehen und Sitzen zwingt" (Lip-pe).
- Das gebeugte Gehen oder Sitzen finden wir auch bei Kalium carbonicum, bei dem die Beine und der Rücken aufgrund der empfundenen Schwäche im Kreuz nachgeben.

Frage 1.77

Ein Patient hat sich kräftig gestoßen und kommt mit einer offenen Ver-letzung, die sich schon leicht ent-zündet. Sie sollen die Wunde ver-sorgen. Sie entscheiden sich für Arnica montana. Wie setzen Sie Arnica montana ein?

a. innerlich als Potenz und äußer-lich als Salben- oder Tinktur-auflage
b. nur innerlich als Potenz
c. nur äußerlich als Salben- oder Tinkturauflage

Antwort: b

Darauf weist Hahnemann ausdrücklich hin: „Weder bei den schnell entstehenden, acuten Local-Leiden, noch bei den schon lange bestandenen örtlichen Uebeln, ist es dienlich, ein äuße-res Mittel, und wäre es auch das specifische, und, innerlich gebraucht, homöopathisch heilsame, äußerlich an die Stelle ein-zureiben oder aufzulegen selbst dann nicht, wenn es innerlich zugleich angewendet würde." (*Organon*, § 194). Hahnemann geht davon aus, dass auch das „acute Local-Uebel" mit innerli-chen Gaben vollständig zu heilen ist. Bliebe ein Rest von Krank-heit an der lokalen Stelle oder im ganzen Befinden zurück, dann ist das nach Hahnemann „ein Produkt auflodernder, bisher im Inneren schlummernder Psora". Und dann würde ein zu diesem Zustand passendes Arzneimittel gewählt.

Frage 1.78

Welche/welches typische/n Gemütssymptom/e kennen Sie bei Ferrum metallicum?

a. Gleichgültigkeit, bittet um nichts
b. Reizbarkeit
c. Erregung bei geringstem Wider-spruch

Antwort: b, c

Boericke beschreibt die Reizbarkeit von Ferrum metallicum so, dass schon das geringste Geräusch unerträglich ist. Außer-dem ist Ferrum metallicum so rechthaberisch, dass es nicht den geringsten Widerspruch duldet. Jahr beschreibt bei Fer-rum metallicum: „Heftigkeit, Zanksucht und Rechthaberei." Er weist besonders darauf hin, dass Ferrum-metallicum-Patien-ten „melancholisch und traurig, den einen Aber d, den anderen überlustig" sind.

Antwort: b

Zu welchem Mittel passen die folgenden Symptome?

- Eine sehr feine, sanfte Patientin kommt wegen eines Hautausschlags.
- Es sind stark juckende Ekzeme mit dicken Schorfen.
- Sie kratzt an einer Stelle und dann fängt es woanders an zu jucken.
- Der Hautausschlag besteht seit vielen Jahren, eigentlich seit Beginn ihrer Ehe, in der sie viel Kummer und Demütigung erfahren hat und noch erlebt.
- Es treten auch immer wieder Gerstenkörner auf, die teilweise mit Antibiotika behandelt wurden.

a. Sepia succus
b. Staphysagria
c. Sulfur
d. Graphites naturalis

Antwort: a, b, e

„Während Nux vomica und Bryonia gleichwertige Mittel für Stuhlverstopfung sind, gibt es niemals einen Grund, sie zu verwechseln... Die Nux-vomica-Verstopfung wird durch unregelmäßige peristaltische Tätigkeit der Därme verursacht, daher der häufige erfolglose Drang; die Bryonia-Verstopfung, aber wird durch Sekretionsmangel in den Därmen verursacht. Es besteht bei Bryonia absolut kein Drang, und die Stühle sind trocken und hart, wie verbrannt."(Nash)

Der Durchfall morgens, der ihn aus dem Bett treibt, ist ein wichtiges Symptom von Sulfur, während die Verbesserung durch Kaffee ein Hinweis für Colocynthis ist. Manchmal ist es wichtig, Colocynthis von Nux vomica durch die Modalitäten zu unterscheiden, da beide sehr reizbar und aufbrausend sind.

Welche Aussagen zum Stuhlgang passen zu einem Patienten, der Nux vomica braucht?

a. Der Patient hat das Gefühl, die Stuhlentleerung sei unvollständig.
b. Er hat Verstopfung mit vergeblichem Stuhldrang.
c. Durchfall treibt ihn morgens vor 6 Uhr aus dem Bett.
d. Der Durchfall bessert sich durch Trinken von Kaffee.
e. Seine Hämorrhoiden schmerzen beim Stuhlgang.

Frage 1.81

Was ist die häufigste Indikation für Spongia tosta?

a. Magenschmerzen
b. Diarrhö morgens
c. klopfende Kopfschmerzen
d. Husten
e. Fließschnupfen

Antwort: d

Spongia tosta „ergreift zuerst den Kehlkopf, verbreitet sich von da in die Luftröhre, die Bronchien und in die Luftzellen der Lunge selbst. Nächst Aconitum ist das Mittel am häufigsten bei Krupp angezeigt ... besonders beim Erwachen aus dem Schlaf" (Nash). Hepar sulfuris ist das dritte Mittel, das bei Krupp häufig in Erwägung zu ziehen ist: „Wenn der Krupp lose wird, aber noch etwas von dem kruppartigen Ton zurückbleibt, kommt Hepar sulfuris daran, besonders wenn gegen Mitternacht und oder in den Morgenstunden Verschlimmerung einzutreten pflegt." (Nash)

Frage 1.82

Was ist nach Hahnemann ein wichtiges Kriterium für die Verordnung von China officinalis?

a. Folgen von Bevormundung
b. Schwäche durch Säfteverlust
c. außerordentlicher Juckreiz
d. Verletzung mit einem stumpfen Gegenstand

Antwort: b

Hahnemann sah im Säfteverlust (z.B. Schwitzen beim Wechselfieber) die Ursache für die Schwäche und vermochte sie mit Chinarinde zu heilen.

Frage 1.83

Welche der folgenden Leitsymptome passen zu Causticum?

a. Beschwerden durch Kummer
b. Inkontinenz beim Husten
c. Folgen von Verbrennungen
d. Angst, den Verstand zu verlieren

Antwort: a, b, c

Boericke beschreibt Beschwerden durch langanhaltenden Kummer. Jahr geht sehr ausführlich auf das Gemüt der Causticum-Patienten ein: „Schwermut und kummervolle Gedanken, Tag und Nacht; melancholische Traurigkeit und Weinen, auch über jede Kleinigkeit (auch bei Kind); Verzagtheit, mit Unlust, höchster Abmattung und Hinfälligkeit; Mutlosigkeit; betrübt und ängstlich; hoffnungslos." Die Inkontinenz beim Husten ist eine Folge der zunehmenden Schwäche der Muskelbeherrschung, unter der Causticum-Patienten leiden. Als bewährtes Mittel für Verbrennungsfolgen kommt es dann in Frage, wenn die Wunden nicht gut heilen, die Haut rissig wird und sich Geschwüre bilden.

Die Angst, den Verstand zu verlieren, ist bei Causticum nicht erwähnt. Das Arzneimittel hierfür ist Calcium carbonicum.

Antwort: a, d, f

Boericke bemerkt: „Belladonna wirkt auf jeden Teil des Nervensystems und ruft aktive Kongestion hervor, wilde Erregung, Täuschungen bestimmter Sinne, Zuckungen, Konvulsionen und Schmerzen hervor."

Die Symptome von Belladonna sind von Plötzlichkeit und Heftigkeit gekennzeichnet und verschlechtern sich bei Berührung, Erschütterung oder anderen Sinneseindrücken wie Lärm und Licht. Eine ausgeprägte Wirkung, so schreibt Boericke weiter, zeigt Belladonna auf das Gefäßsystem, die Haut und die Drüsen.

Antwort: c, d

Spongia tosta hat deutliche Bezüge zu Atemwegserkrankungen und Herzbeschwerden insbesondere bei Klappenfehlern. Spongia tosta hat ein „Erstickungsgefühl wie durch einen Pflock, Blatt oder Klappe" (Boger).

Das Gefühl, dass das Herz aufhöre zu schlagen, wenn er sich bewegt, finden wir bei Digitalis, während Gelsemium sempervirens das entgegengesetzte Symptom aufweist.

Die zitternde Empfindung in der Brust hingegen finden wir bei Spigelia anthelmia.

Antwort: c

Obwohl bei Ferrum metallicum die erdfahle blasse Gesichtsfarbe bekannt ist, schreibt Boericke: „Feuerrot und errötet durch den leichtesten Schmerz, die geringste Gefühlserregung oder Anstrengung." Nash erwähnt Ferrum metallicum als eines der wenigen Mittel, die während des Fieberschauers ein rotes Gesicht haben. Die Gesichtsröte durch den geringsten Anlass beschreibt auch Boger – so ist die Röte während des Schwindels oder während der Menses zu verstehen.

Ein bekanntes Arzneimittel, dass jeweils eine rote und eine blasse Gesichtsseite hat, ist Chamomilla.

Frage 1.84

Welche Symptome gehören zu Belladonna?

a. Kälte der Hände und Füße bei Fieber
b. Pupillen sind verengt
c. blasses kühles Gesicht bei Fieber
d. rote brennende Augen mit Lichtscheu
e. Verlangen nach Licht
f. Erschütterungen verschlimmern

Frage 1.85

Welche Empfindungen kann Spongia tosta in den Atemwegen und der Brust haben?

a. Gefühl, das Herz höre auf zu schlagen, wenn er sich nicht bewegt
b. Gefühl, das Herz höre auf zu schlagen, wenn er sich bewegt
c. Erstickungsgefühl wie durch einen Pflock
d. Wundheitsgefühl
e. zitternde Empfindung in der Brust

Frage 1.86

Wie ist die Gesichtsfarbe bei Ferrum metallicum während Schmerzen und Erregung?

a. blass
b. eine Seite rot, die andere blass
c. rot

Frage 1.87

Eine Patientin klagt über folgende Beschwerden: Sie fühlt sich enorm ruhelos und nervös, hat eine hohe sexuelle Energie, welche auch mal außerhalb der Beziehung ausgelebt wird. Sie denken an Tarentula hispanica, falls Sie welches der folgenden Symptome bestätigen können?

a. Fluor, reichlich und gelb gefärbt
b. schmerzhaft empfindliche Wirbelsäule
c. Besserung durch Trost

Antwort: b

Tarentula hispanica ist eine Wolfsspinne und kann viel bewirken „bei Zuständen, die eine Rückenmarksreizung vortäuschen, empfindlichen und schmerzhaften Rücken, außerordentlicher Unruhe und Empfindlichkeit auf äußere Eindrücke, namentlich Musik" (Nash). Die schmerzhaft empfindliche Wirbelsäule ist daher auf einen Zustand starker nervlicher Überreizung zurückzuführen.

Frage 1.88

Welche Besonderheit kann man bei einem Fließschnupfen finden, wenn Arsenicum album angezeigt sein könnte?

Antwort: Die Absonderung aus der Nase ist wässrig und scharf, die Nase fühlt sich verstopft an.

Adolph Lippe vermerkt: „Reichlicher Fließschnupfen mit scharfer, brennender, wundmachender, wässriger Absonderung, mit Heiserkeit und Schlaflosigkeit." Boericke ergänzt: „Die Nase fühlt sich verstopft an. Das Niesen bringt keine Erleichterung."

Frage 1.89

Zu welchem Mittel gehören die Symptome „starke Geschwätzigkeit, Delirien und Tobsucht"?

a. Nux vomica
b. Sepia succus
c. Lachesis muta
d. Stramonium

Antwort: d

Die Trias „Geschwätzigkeit, Delirien und Tobsucht" weist deutlich auf Stramonium hin. „Die gesamte Gewalt dieses Mittels scheint sich im Gehirn zu verbrauchen." (Boericke) In diesem Satz drückt sich die Neigung von wahnhaften Symptomen bei Stramonium aus.

Lachesis muta hat zwar ebenfalls eine deutliche Neigung zu redseligem Verhalten und wahnhaften Zuständen, jedoch nicht mit der starken Tobsucht.

Nux vomica hingegen fehlt die Geschwätzigkeit.

Frage: 1.90

Welche Kopfschmerz-Symptome gehören zu Sepia?

a. unwillkürliches Rucken des Kopfes nach vorne und hinten
b. oft in der linken Stirnseite
c. die Kopfschmerzen treten häufig vor oder während der Menses auf
d. der Schmerz drückt oder bohrt von innen nach außen

Antwort: a, b, c, d

Die Kopfschmerzen von Sepia treten meistens auf einer Seite auf, und dabei sehr oft über dem linken Auge. Lippe beschreibt: einen „bohrenden Kopfschmerz **von innen nach außen**, vom Vormittag bis zum Abend, schlimmer durch Bewegung und Bücken, besser durch Ruhe, von Schließen der Augen, durch äußeren Druck und Schlaf."

Die Kopfschmerzen bei Sepia treten oft vor oder während der Menses auf. Der Kopf kann dabei unfreiwillig vor- oder zurückzucken.

Antwort: b

Hypericum perforatum ist ein wichtiges Mittel bei Verletzungen mit zerquetschten Fingern. Die Finger und besonders die Fingerspitzen sind genauso wie die Zehenspitzen reich an Nervenfasern. Boger beschreibt die „unerträglich heftigen, schießenden, lanzierenden Schmerzen entlang der entzündeten Nerven nach Verletzungen und Quetschungen".

Silicea terra ist ein hilfreiches Mittel, wenn eine Verletzung heftige stechende Schmerzen verursacht oder sich entzündet hat und eitert. Brennende, stechende Schmerzen, die zum Schreien zwingen, können durch Apis mellifica geheilt werden.

Phosphoricum acidum hat einen Zerschlagenheitsschmerz.

Frage 1.91

Ein Patient berichtet über starke Schmerzen in den Fingern, nachdem er sie sich in der Türe eingeklemmt hatte. Er sagt, dass der Schmerz vom Finger in den Unterarm schießt. Welches Mittel würden Sie geben?

a. Phosphoricum acidum
b. Hypericum perforatum
c. Apis mellifica
d. Silicea terra

Antwort: d, e

Die Absonderungen von Sulfur sind allgemein stinkend und scharf.

Die zähen, fadenziehenden Absonderungen sind eine Besonderheit bei Kalium bichromicum, eiweißartige Absonderungen sind bei Natrium muriaticum und milde bei Pulsatilla pratensis zu finden.

Frage 1.92

Welche Merkmale haben die Absonderungen von Patienten, die Sulfur brauchen?

a. fadenziehend
b. eiweißartig
c. mild
d. übelriechend
e. scharf

Antwort: b

Frage 1.93

Welche Aussage stimmt für Stramonium?

a. Zuckungen der Augenlider
b. Erwachen mit Furcht

Antwort: a, d, e

Mercurius solubilis wird als „menschliches Thermometer" (Boericke) bezeichnet. Es reagiert empfindlich gegen jegliche Art von Hitze oder Kälte. Obwohl die Haut häufig feucht ist, bringt der Schweiß dem Mercurius-solubilis-Patienten keine Erleichterung.

Frage 1.94

Welche Modalitäten gehören zu Mercurius solubilis?

a. schlimmer nachts
b. schlimmer morgens
c. Schweiß bessert
d. Schweiß verschlimmert
e. Bettwärme verschlechtert

Frage 1.95

Das Kind, acht Jahre alt, ist mager, erschöpft und angestrengt. Er erkältet sich leicht. Die Mutter erzählt, dass ihr Sohn ständig nachts hustet, der Husten sehr trocken sei, er dabei schwitze und, dass er bereits als kleines Kind eine Lungenentzündung hatte. Generell könne ihr Sohn nicht bei einer Sache bleiben und wolle ständig etwas anderes. Er sei empfindlich, leicht reizbar und habe Angst vor Hunden. Er hat starkes Verlangen nach kalter Milch und sei gerne an der frischen Luft, obwohl er fröstelig sei.

An welches Mittel denken Sie?

Antwort: Tuberkulinum

Tuberkulinum ist das Mittel, das hier angezeigt ist. Sehr nahe mit Tuberkulinum verwandt und in diesem Fall vor allem über die Gemütsymptome zu differenzieren ist Phosphorus. Während Tuberkulinum vor allem Furcht vor Tieren, insbesondere vor Hunden hat, fürchtet sich Phosphorus vor dem Alleinsein, der Dämmerung und dem Gewitter. Auch in den Modalitäten lassen sich die beiden Mittel unterscheiden: Tuberkulinum hat das Verlangen nach frischer Luft, während es Phosphorus an der frischen Luft schlechter geht.

Frage 1.96

Welche der folgenden Symptome finden wir bei Thuja occidentalis?

1. Verschlechterung durch Tee
2. Verschlechterung durch Zwiebeln
3. Folge von Impfung

a. Die Antworten 1 und 2 sind richtig.
b. Die Antworten 2 und 3 sind richtig.
c. Alle Antworten sind richtig.

Antwort: c

Die Trias der Symptome finden wir nur bei Thuja occidentalis.

Weitere wichtige Mittel für die Folgen von Impfungen sind Silicea terra und Sulfur. Die Verschlechterung auf Zwiebeln hat neben Thuja occidentalis noch Lycopodium clavatum sehr ausgeprägt. Thuja occidentalis kann allerdings auch ein Verlangen nach rohen Zwiebeln haben. Die Verschlechterung von Tee treffen wir stark bei Sepia succus und Selenium an.

Frage 1.97

Welche der folgenden Symptome sind häufig auftretende körperliche Symptome von Staphysagria?

a. Wachstumsschmerzen
b. schwarze, krümelige Zähne
c. heiße, schwitzige Fußsohlen
d. Entzündungen der Lidränder
e. juckende Ekzeme mit dickem Schorf

Antwort: b, d, e

Staphysagria teilt das Symptom „schwarze, krümelige Zähne" mit Fluoricum acidum, während die entzündeten Lidränder und die juckenden Hautausschläge mit dickem Schorf neben Staphysagria ebenfalls bei Graphites naturalis zu finden sind. Die Krusten sind bei Graphites naturalis allerdings feucht und nässend, Staphysagria hingegen hat trockene Ausschläge.

Antwort: Sonnenaufgang bis Sonnenuntergang

Im Gegensatz zu Medorrhinum hat die wichtige Nosode Syphilinum die Verschlechterung von Sonnenuntergang bis Sonnenaufgang.

Frage 1.98

Nennen Sie die Verschlimmerungszeit von Medorrhinum!

Antwort: a, c, e

Phosphorus tendiert zu starken und leicht auslösbaren Blutungen in vielen körperlichen Bereichen. „Bei Phosphorus wird das Blut so verändert, dass es nicht mehr gerinnt und wir eine purpura haemorrhagica haben" (Nash).

Den Schwindel nach dem Aufstehen teilt Phosphorus unter anderem mit Bryonia. Die Beweggründe dafür sind jedoch sehr unterschiedlich: Bryonia hat beim Schwindel eine Verschlechterung durch Bewegung, während bei Phosphorus der Schwindel auf die Schwäche zurückgeht und bis zur Ohnmacht gehen kann.

Die beiden anderen Symptome „Schmerzen in der Vagina beim Koitus" und „Anusprolaps beim Stuhlgang" gehören zu Sepia. Sepia weist auch eine Blutungstendenz auf, die sich während der Schwangerschaft äußert. Sepia zählt zu den wichtigen Mitteln bei drohendem Abort.

Frage 1.99

Welche Symptome treffen auf Phosphorus zu?

a. Neigung zu Blutungen
b. Schmerzen der Vagina, vor allem beim Koitus
c. Liegen auf der linken Seite verschlimmert
d. Anusprolaps beim Stuhlgang
e. Schwindel, morgens beim Aufstehen schlechter

Antwort: a

Frage 1.100

Bei Syphilinum finden wir die Verschlechterung

a. von Sonnenuntergang bis Sonnenaufgang.
b. um 16 Uhr.
c. vormittags.

Antwort: c,d

Obwohl uns von Arsenicum album die Eiseskälte mit dem Verlangen nach Wärme so gut bekannt ist, können wir bei Kopfschmerzen dann eine Ausnahme beobachten, wenn der Kopfschmerz von Blutandrang begleitet ist. Bei neuralgischen Kopfschmerzen schreibt Boger, erfolge die Besserung durch Hitze, bei durch Blutandrang ausgelösten Kopfschmerzen durch Kälte.

Die Periodizität der Symptome gehört zum Arzneimittelbild von Arsenicum album.

Frage 1.101

Der Kopfschmerz bei Arsenicum album *kann* folgende Modalitäten zeigen:

a. Frostgefühl am Kopf
b. brennende Schmerzen mit Besserung durch Wärme
c. Periodizität
d. Besserung durch Kälte

Frage 1.102

Ein Patient, 56 Jahre, klagt über starke Stuhlverstopfung. Es ist sehr anstrengend für ihn den Stuhl zu entleeren. Er braucht viel Zeit dafür und hat danach trotzdem das Gefühl, als wenn das Rektum voll wäre. Der Patient ist hager und schwach und wirkt deutlich älter als er ist. Neben der Trockenheit des Stuhles neigt er auch zu einem trockenen Gefühl im Hals und trockener Haut.
Er erzählt seine Symptome sehr langsam und hat Schwierigkeiten sich dabei zu konzentrieren.

An welches Mittel denken Sie?

Antwort: Alumina

Der Reaktionsmangel und die Verzögerungen der Funktionen zeigen sich bei Alumina auch auf körperlicher Ebene. Es besteht eine Inaktivität des Rektums und „schmerzhaftes Drängen lange vor dem Stuhlgang und dann erfolgt der Stuhl (langsam und nur) durch Anstrengung (der Bauchmuskeln)" (Boericke). Auch die Entleerung der Blase ist oftmals schwierig sodass auf den Beginn des Harnstrahls gewartet werden muss.

Bryonia alba ist ebenfalls ein Mittel, dass zu starker Trockenheit der Schleimhäute neigt. Hier finden wir ebenfalls trockene, harte Stühle, die zu starker Verstopfung führen.

Die psychischen Symptome und Charakteristika sind jedoch unterschiedlich: Bryonia alba antwortet nicht, weil er seine Ruhe haben möchte und alleine gelassen werden will; Alumina kann nicht mehr gut antworten, weil die Verzögerung und Lähmung fortschreitet und sein Verstand diffus wird.

Frage 1.103

Was ist das Charakteristische beim Nachtschweiß von Staphysagria?

a. vor allem am Hinterkopf
b. Patient will sich abdecken
c. faulig riechend
d. extrem sauer riechend

Antwort: b, c

Die Kombination der Symptome „faulig riechend" und „das Bedürfnis, sich abzudecken" weist Staphysagria auf.

Das nächtliche Schwitzen am Hinterkopf ist für Calcium carbonicum kennzeichnend.

Einen sauren Geruch des Schweißes findet man vor allem bei Mercurius solubilis.

Frage 1.104

Was sind häufig auftretende Modalitäten und körperliche Symptome von Argentum nitricum?

a. verlangt nach frischer Luft
b. lautes Aufstoßen
c. Fett verschlimmert die Magenschmerzen
d. Gefühl der Kopf dehne sich aus, wenn der Kopf schmerzt
e. Stauung der Beine vor der Menses

Antwort: a, b, d

Argentum nitricum hat einige Symptome mit Pulsatilla pratensis gemeinsam. „Ein eigentümliches Symptom für Argentum nitricum ist ein Gefühl von Ausdehnung, als ob der Kopf ungeheuer groß wäre…" (Nash). Der Kopfschmerz wird durch festes Binden des Kopfes bei Pulsatilla pratensis und Argentum nitricum gebessert. Auch das Verlangen nach frischer Luft haben sie gemeinsam.

Der Bezug zum Magen ist ebenfalls bei beiden Mitteln zu finden. Allerdings hat Argentum nitricum ein starkes Verlangen nach Zucker und ein „aufstoßen nach jeder Mahlzeit, es ist als ob der Magen von Blähungen platzen wollte, …". (Nash)

Die Verschlimmerung der Magenschmerzen durch Fett gehört zu Pulsatilla pratensis, ebenso wie die Verschlechterung der Venen vor der Menses.

Antwort: a, c

Syphilinum hat eine Neigung, Ulzerationen in Mund, Nase, Genitalien und Haut zu entwickeln.

Sehr verwandt mit Syphilinum ist Mercurius solubilis, das ebenfalls diese Neigung hat.

Antwort: e

Es handelt sich bei dem Mittel um Platinum metallicum. Platinum metallicum „verachtet die anderen. Arrogant, stolz ... Die physischen Symptome verschwinden, wenn sich die Gemütssymptome entwickeln" (Boericke). Platinum metallicum bewegt sich in der Polarität zwischen gewaltigem, sexuellem Verlangen gepaart mit überempfindlichen Genitalien und einem übersteigerten Ichgefühl und Verachtung gegenüber anderen Menschen. Gefühl, alles andere um sie herum sei klein.

Antwort: a, d

Schon bei leicht verdaulichen Speisen bekommt der Carbovegetabilis-Patient Blähungen und Leibschmerzen. Der schwache zyanotische Patient hat ein hippokratisches Aussehen. Die Gesichtsfarbe von Carbo vegetabilis ist bleich bis blau. Der Husten tritt häufig abends auf.

Der starke Speichelfluss im Schlaf würde eher auf Mercurius solubilis hinweisen.

Antwort: a, b

„Sobald eine Symptomengruppe vorherrscht, verschwindet die andere." (Lippe) Bei Platinum metallicum finden wir diese wechselnden Zustände vor allem zwischen körperlichen und Gemütssymptomen. Die Taubheitsgefühle, die bei Platinum metallicum auftreten, finden wir „im Kopf und äußerlich auf dem Scheitel, nach vorangehendem Gefühl von Zusammenziehen des Gehirns und der Kopfhaut" (Lippe).

Pulsatilla pratensis ist ebenfalls ein wichtiges Mittel, das alternierende Zustände aufweist. Es bezieht sich aber auf „zwei sich stets verändernde, den Ort wechselnde Symptome" (Boger).

Frage 1.105

Welche der folgenden Symptome hat Syphilinum?

a. Ulzera
b. Symptome erscheinen plötzlich
c. Verlangen nach Alkohol

Frage 1.106

Welches der folgenden Symptome gehört nicht zu einem bestimmten Arzneimittel?

a. übertriebenes Ego, arrogant
b. geistige und körperliche Symptome wechseln einander ab
c. exzessives sexuelles Verlangen (treibt zur Masturbation)
d. Empfindlichkeit der Vagina
e. rechtsseitiges Nasenbluten

Frage 1.107

Welche zwei Aussagen treffen auf Symptome von Carbo vegetabilis zu?

a. einfachstes Essen bekommt nicht
b. Gesicht ist rot bei Schmerzen
c. Husten schlimmer nach Mitternacht
d. hippokratisches Gesicht
e. starker Speichelfluss im Schlaf

Frage 1.108

Welche der folgenden Symptome gehören zu Platinum metallicum?

a. geistige und körperliche Symptome wechseln sich ab
b. Taubheitsgefühle
c. Abneigung gegen Sonne
d. starkes Mitgefühl
e. Mangel an Selbstbewusstsein

Frage 1.109

Ein Patient kommt mit einem Hautausschlag am Bauch in die Praxis. Es sind kleine Bläschen, die eine kleine Straße am Bauch bilden und heftig jucken. Es ist vor allem nachts während des Schlafes und in kalter Luft schlechter. Wenn er nachts aufwacht, muss er immer wieder aufstehen. In den letzten Tagen hat er auch Schmerzen an diesem Teil des Bauches bekommen, an dem der Hautausschlag besteht. Sie bessern sich, wenn er sich auf den Bauch legt.

An welches Mittel denken Sie?

Antwort: Rhus toxicodendron

Rhus toxicodendron ist ein wichtiges Mittel, das bläschenartige Hautausschläge, wie wir sie unter anderem bei Herpes zoster vorfinden, heilen kann. Natürlich ist es notwendig, wie bei der Behandlung von allen Hautausschlägen, die konstitutionellen Merkmale des Patienten zu beachten, damit eine Unterdrückung der akuten Erkrankung durch das homöopathische Mittel nicht passieren kann.

Im vorliegenden Fall ist aufgrund der Hautsymptomatik auch an Mezereum zu denken. Mezereum hat ebenfalls Bläschen, die stark jucken und sich an kalter Luft verschlechtern können, jedoch ulzerieren sie, bilden dicke Krusten, die Eiter absondern. Mercurius solubilis bildet Ausschläge, die sich nachts ebenfalls verschlechtern, aber nicht die kalte Luft, sondern feucht-nasses Klima ist für ihn unangenehm.

Wichtige Unterscheidung zu den anderen Mitteln und damit die Entscheidung für Rhus toxicodendron sind aber die Bauchschmerzen, die sich in Bauchlage verbessern.

Frage 1.110

Wann tritt bei Phosphoricum acidum die Schwäche auf?

a. nach Diarrhö
b. nach Säfteverlust
c. nach Schlafmangel

Antwort: b

„Als Beihülfe der Heilung dienen dem Arzte die Data der wahrscheinlichsten **Veranlassung** der acuten Krankheit, so wie die bedeutungsvollsten Momente aus der ganzen Krankheits-Geschichte des langwierigen Siechthums, um dessen **Grundursache** … ausfindig zu machen…" (*Organon*, § 5). Hahnemann beschreibt in diesem Paragrafen, dass es unterschiedlichste Ursachen für die Auslösung von Beschwerden und Symptomen geben kann. Phosphoricum acidum zählt zu den Arzneimitteln, das durch den Verlust von Körperflüssigkeiten, nicht aber durch Diarrhö vor allem eine geistige Schwäche erleiden kann.

Eine Schwäche durch Schlafmangel ist dagegen bei Cocculus indicus zu finden.

Das Symptom „Schwäche nach Durchfall" ist bei einer ganzen Reihe von Mitteln anzutreffen. Die wichtigsten darunter sind Arsenicum album, Veratrum album, Nitricum acidum und Podophyllum peltatum.

Antwort: a, c

Das Kind, das Aconitum napellus bei plötzlich hohem Fieber braucht, ist unruhig, aufgeregt und ängstlich. Es wirft sich hin und her und hat trockene heiße, rote Wangen. Der Auslöser kann kalter, trockener Nordostwind sein.

Bei Belladonna liegt eine dampfende Hitze vor! Das Kind könnte auch rote, heiße Wangen haben, aber es würde dabei schwitzen. Das Belladonna-Fieber ist oft von Fieberfantasien begleitet. Belladonna-Kinder verlangen nach Erfrischung, und besonders gerne nach Zitronenlimonade.

Frage 1.111

Ein Kind hat plötzlich hohes Fieber. Sie müssen zwischen Belladonna und Aconitum napellus differenzieren. Welche weiteren Informationen sprechen eher für Aconitum napellus?

a. Das Kind wirft sich ruhelos hin und her.
b. Das Kind dampft dösend vor sich hin.
c. Auslöser war ein längeres Spielen bei kaltem, trockenem Wind.
d. Das Kind verlangt Zitronenlimonade.

Antwort: b, c

Kalium-carbonicum-Patienten haben oft eine gereizte ärgerliche Stimmung – schon wegen Kleinigkeiten können sie sehr verdrießlich sein. G.H.G. Jahr schreibt: „ärgert sich über alles, und hat an nichts Freude." Weil sie voller Ängste und Befürchtungen um ihre Gesundheit oder auch vor der Zukunft sind, sind sie ängstlich beim Alleinsein. Die Ängste empfinden Kalium-carbonicum-Patienten sehr oft im Magen.

Sie vermeiden Berührung, weil es sie erschrecken würde, aber nicht beruhigen.

Frage 1.112

Was ist typisch für Kalium carbonicum?

a. heiter und redselig
b. reizbar und unzufrieden
c. ängstlich beim Alleinsein
d. Berührung beruhigt den Patienten

Antwort: a, d, e

„Die Magengegend ist sehr druckempfindlich (Bryonia alba, Arsenicum album). Der Oberbauch ist aufgebläht mit Druck wie von einem Stein, mehrere Stunden nach dem Essen." (Boericke) Nux vomica hat einen starken Bezug zu Magenbeschwerden. Hier findet sich Nux vomica in Gesellschaft von Colocynthis wieder. Colocynthis erhält aber eine Besserung der Magenschmerzen durch harten Druck und durch Bewegung und muss sich vor Schmerzen zusammenkrümmen.

Frage 1.113

Welche Symptome in der Magengegend passen zu Nux vomica?

a. Kleiderdruck in der Magengegend ist sehr unangenehm
b. fester Druck bessert die Schmerzen
c. Zusammenkrümmen bessert
d. Übelkeit und Erbrechen mit viel Würgen
e. Magenschmerzen mit dem Gefühl, es sei ein Gewicht im Magen

Frage 1.114

An welches Mittel denken Sie bei folgendem Patienten?

Ein Patient kommt wegen Warzen auf dem Handrücken, die ihn sehr stören. Außerdem klagt er über anhaltende Schmerzen nach weichem Stuhl, begleitet von Rissen am After. Der Patient wirkt sehr unzufrieden und ist ängstlich bezüglich seiner Symptome.

Antwort: Nitricum acidum

Nitricum acidum hat als „besonderen Wirkort die Körperöffnungen, wo Schleimhaut und äußere Haut aneinandergrenzen" (Böricke).

Nitricum acidum ist ein Mittel großer allgemeiner Schwäche, die sich auf allen Ebenen zeigen kann. Abgemagert, extrem frostig, Neigung zu Erkältungen und Durchfällen können sie letztlich durch langes Leiden völlig zusammenbrechen lassen.

Frage 1.115

Bei welchen der folgenden Arzneimittel finden wir das Symptom „Schmerzen in den Knochen, besonders nachts"?

a. Aurum metallicum
b. Medorrhinum
c. Syphilinum
d. Arnica montana

Antwort: a, c

Die nächtlichen Knochenschmerzen haben Aurum metallicum und Syphilinum gemeinsam, während Arnica montana die Knochenschmerzen infolge von Überanstrengung und eine Verschlechterung durch Berührung hat.

Medorrhinum reagiert hingegen vom „Tageslicht bis Sonnenuntergang" (Boericke) mit einer Verschlechterung der Schmerzen.

Frage 1.116

Welche Modalitäten sind typisch für Bryonia alba?

a. besser durch Liegen auf der schmerzhaften Seite
b. schlechter durch Bewegung
c. schlechter durch Berührung
d. Besserung durch Liegen auf der schmerzlosen Seite
e. Hitze bessert

Antwort: a, b, c

Zu den Modalitäten von Bryonia alba gehört die Besserung durch Druck, das heißt egal, ob der Patient mit den Händen auf die schmerzhafte Stelle presst, oder den Druck durch das Liegen auf der schmerzhaften Seite erzeugt: Druck bessert!

Jegliche Bewegung verschlechtert – die Patienten möchten ihre Ruhe haben und still liegen. Berührung schätzen sie nicht.

Frische kühle Luft tut ihnen gut und erfrischt sie. Sie verlangen nach kalten Getränken.

Antwort: c

Phosphoricum acidum ist passend für „junge Menschen, die schnell wachsen und geistig oder körperlich überfordert sind" (Boericke). Sie sind „apathisch, gleichgültig. Kann seine Gedanken nicht sammeln oder findet beim Sprechen nicht die richtigen Worte" (Boericke).

Frage 1.117

Welche der folgenden Symptomenkombinationen ist eine typische Symptomenkombination von Phosphoricum acidum?

a. Stolz, Verachtung und Taubheitsgefühl
b. Pavor nocturnus und Konvulsionen
c. Apathie, Gleichgültigkeit und Wachstumsschmerzen
d. Gedächtnisschwäche und Empfindlichkeit der Fußsohlen
e. Kopfschmerzen und Bauchschmerzen im Wechsel

Antwort: c

Bei der Betrachtung der Gesamtheit der Symptome ist zuerst an Sulfur zu denken. Sulfur weist die Faulheit auf, hat brennende, heiße Entzündungen und Ausschläge sowie die Abneigung sich zu waschen. Über den Schlaf schreibt Boericke, dass Sulfur „spricht, zuckt und ruckt während dem Schlaf".

Die Zuckungen während des Schlafes sind ein wichtiges Symptom von Zincum metallicum. Durch die scharfen Absonderungen von Arsenicum album finden wir ebenfalls gerötete Naseneingänge. Lachesis muta und Lycopodium clavatum sind bei den genannten Symptomen nicht in Betracht zu ziehen.

Frage 1.118

Eine Mutter kommt in die Praxis und erzählt, dass ihr Sohn unkonzentriert sei und mit seinen Aufgaben schlampig umgehe. Wenn er aufräumen solle, sei es immer ein Drama. Seine Unruhe würde sich auch im Schlaf durch Zuckungen zeigen. Bei Erkältungen habe er oft entzündete, rote Naseneingänge und einen lockeren Husten.

Welches Arzneimittel kommt Ihnen als Erstes in den Sinn?

a. Lycopodium clavatum
b. Arsenicum album
c. Sulfur
d. Zincum metallicum
e. Lachesis muta

Frage 1.119

Eine Patientin, 45 Jahre alt, allein lebend, ruft an und beklagt sich über folgende Symptome. „Trocken und hart ist der Husten, die Brust tut weh, wenn ich Luft hole. Wenn ich die Hände gegen die Brust drücke, dann lindert das den Schmerz beim Husten. Aber am besten bleibe ich ruhig liegen." Manchmal muss sie so stark husten, dass ihr die Augen tränen. Sie hat das Bedürfnis tief durchzuatmen, aber das Weiten des Brustkorbes schmerzt. Sie hat dabei das Bedürfnis nach warmen Speisen.

An welches Mittel denken Sie?

Antwort: Bryonia alba

Bryonia-alba-Patienten sind meist übellaunig und gereizt. Sie wollen ihre Ruhe, und das erreichen sie am besten, indem man sie alleine lässt. Nash schreibt zu Bryonia alba: „Es macht nichts aus, wie die Krankheit heißt, - wenn der Patient sich viel besser fühlt beim Stillliegen und bei der geringsten Bewegung sehr leidet, ... so ist Bryonia das erste Mittel, an das zu denken ist ..."

Eine andere wertvolle Modalität zeigte die Patientin, durch ihre Aussage, dass die Schmerzen beim Husten besser werden, wenn sie ihre Hände gegen die Brust drückt. Die Besserung durch den Druck auf die Brust ist ein Schlüsselsymptom für Bryonia alba. Es ist das wesentliche Symptom, an dem sich der Fall von Sulfur und Pulsatilla pratensis gut unterscheiden lässt. Ein weiteres wichtiges Mittel, das durch Druck gebessert wird ist Drosera, das aber nicht die Verschlechterung beim Eintreten ins warme Zimmer hat.

Frage 1.120

Welche Modalitäten sind für Magnesium carbonicum bekannt?

Antwort: agg.: nachts, Ruhe; amel.: Bewegung, Umhergehen (im Freien)

Lippe: „Die meisten Symptome kommen in der Nacht und in der Ruhe. Die Symptome erscheinen im Sitzen, verschwinden oder bessern sich beim Gehen."

Frage 1.121

Wie sind die Symptome an den Atemwegen von Phosphorus?

a. Heiserkeit durch Singen
b. Schmerzen des Kehlkopfes beim Sprechen
c. Husten verschlechtert sich beim Gehen in kalter Luft
d. unwillkürlicher Harnabgang beim Husten
e. Bluthusten

Antwort: b, c, e

Phosphorus hat einen wichtigen Bezug zu Atemwegserkrankungen. Auch hier zeigt sich im blutigen Auswurf die hämorrhagische Diathese. Phosphorus hat im Gegensatz zu Causticum bei Heiserkeit Schmerzen beim Sprechen, während Causticum heiser durch Singen und eher schmerzlos dabei ist. Beide haben eine Verschlechterung in kalter Luft, während der unwillkürliche Harnabgang ein wichtiges Symptom für Causticum darstellt.

Antwort: c

Das Schmerzempfinden von Causticum ist brennend, Rohheit, wie wund, z.B. brennende Halsschmerzen, das Schlucken kann sich wund anfühlen, als sei eine rohe Stelle im Rachen.

Causticum ist voller Mitgefühl mit anderen und nicht hochmütig. Den Hochmut finden wir u.a. bei Platin oder Lycopodium clavatum.

Frage 1.122

Welches Symptom gehört *nicht* zu Causticum?

a. Schwermut und Traurigkeit
b. Beschwerden durch lang anhaltenden Kummer
c. Hochmut, Arroganz
d. wunde, brennende Schmerzen

Antwort: Aurum metallicum

Frage 1.123

Mit welchem Mittel hat Tarentula hispanica das Symptom „empfänglich für Musik" gemeinsam?

Antwort: a, d

Das Symptom „Trost verschlechtert" ist ein wichtiges Schlüsselsymptom von Natrium muriaticum. Die große Verletzlichkeit auf emotionaler Ebene lässt Natrium muriaticum in einen inneren Rückzug gehen, sodass auch der Zuspruch abgelehnt und als Verschlechterung erlebt wird, weil sie eine erneute Verletzung befürchtet.

Das Verlangen nach geräucherten Speisen ist ein wichtiges Symptom für Causticum. Ähnlich wie bei Natrium muriaticum ist die Stimmung bei Causticum traurig und melancholisch und „oft kommt sie von lang anhaltender Sorge und beständigem Kummer" (Nash).

Frage 1.124

Welche zwei Symptome gehören nicht zu Natrium muriaticum?

a. Zuspruch bessert
b. scharfer Tränenfluss
c. hämmernder Kopfschmerz
d. Verlangen nach geräucherten Speisen

Antwort: Stuhl schlüpft zurück

Die Verstopfung von Silicea terra ist „schmerzhaft, mit Spasmus des Schließmuskels. Nach langem (Stuhldrang und) Pressen schnappt der schon vorgetriebene Kot (stets) wieder zurück" (Boericke). Dieses Symptom finden wir auch bei Opium.

Frage 1.125

Welches Phänomen ist typisch bei der Silicea-terra-Verstopfung?

Frage 1.126

In der Anamnese stellt sich heraus, dass der unruhige Patient ein schwaches Gedächtnis hat.

Wenn außerdem

a. der Speichelfluss verstärkt ist, denken Sie an Mercurius solubilis.
b. Musik verschlechtert, denken Sie an Aurum metallicum.
c. Ruhe verschlechtert, denken Sie an Bryonia alba.
d. leichter Druck bessert und harter Druck verschlechtert, denken Sie an China officinalis.
e. Menses verschlechtert, denken Sie an Lachesis muta.

Antwort: a

Alle Arzneimittel, die hier genannt sind, können ein schwaches Gedächtnis haben. Allerdings haben sie andere klare Symptome, durch die man sie differenzieren kann:
- Aurum metallicum hat eine Verbesserung durch Musik.
- Bryonia alba hat eine deutliche Besserung durch Ruhe und wird durch Bewegung schlechter.
- China officinalis hat genau das Umgekehrte: fester Druck bessert, leichter Druck verschlechtert.
- Lachesis muta geht es besser während der Menses.

Bei dem Zusammenhang „schwaches Gedächtnis und Speichelfluss" an Mercurius solubilis zu denken, ist als Einziges richtig.

Frage 1.127

An welches Mittel denken Sie in erster Linie bei den folgenden Symptomen?
- Schüchternheit
- zurückhaltend
- bei kühlem Wetter rasch erkältet
- klagt über rezidivierende Panaritien

a. Pulsatilla pratensis
b. Nux vomica
c. Silicea terra
d. Thuja occidentalis
e. Arnica montana

Antwort: c

Antwort: c

„Die Wirkungen von Opium wie sie in der Unempfindlichkeit des Nervensysems, der Dämpfung von Körperfunktionen… zum Ausdruck kommen" (Boericke) stellen in gewisser Weise einen Gegensatz zu Aconitum napellus dar. Aconitum napellus, das durch einen plötzlichen akuten Krankheitsbeginn gekennzeichnet ist und auf psychischer Ebene einen Zustand von Angst, Furcht und quälender Ruhelosigkeit darstellt, scheint ein Arzneimittel zu sein, das vor allem bei „funktionellen Störungen" (Boericke) angezeigt ist, während Opium tief in die Geistesebene eingreift.

Antwort: b, d

Hahnemann beschreibt die Schwäche und andere Beschwerden nach Verlust von Blut oder anderen Säften, wie Milch, Speichel, Ausfluss oder Samen. Nash fügt hinzu: „durch starke Eiterungen und anhaltende Diarrhoe … Wenn die Entleerung plötzlich erfolgte, wie durch einen Blutsturz aus der Gebärmutter, den Lungen, den Därmen oder der Nase, kann Ohnmacht, Verlust des Sehvermögens, Klingen in den Ohren usw. eintreten." Bei diesem Stand der Dinge haben wir in China officinalis einen, wie Nash sagt, „wirklichen Freund".

Antwort: d

Nash differenziert diese Mittel sehr klar:

Er schreibt: „Die Art von Diarrhöe, bei der Magnesium carbonicum am besten paßt, ist **Stühle grün und schaumig, wie der Schaum auf einem Froschteich.**" Und weiter schreibt er: „*Rheum* kommt insofern Magnesium carbonicum am nächsten, als beide vor dem Stuhl Kolik haben, **saure Stühle und sauren Geruch des ganzen Körpers**; jedoch steht bei Magnesium der **grüne Stuhl** voran, bei *Rheum* die **Säure**. Bei *Rheum* ist der Stuhl häufiger **dunkelbraun** als grün. *Chamomilla* hat grünen Stuhl mit viel Schmerz, jedoch ist der Stuhl wässrig, während er bei Magnesium carbonicum mehr schleimig ist."

Der Stuhl von Cina kann weiß sein. Cina-Kinder leiden immer wieder unter Spul- und Madenwürmern.

Den unerquicklichen Schlaf, bei dem die Patienten am Morgen noch müder als am Abend zuvor sind, erleben Magnesium-carbonicum-Patienten leider häufig.

Frage 1.128

Welche Antwort(en) ist (sind) richtig?

1. Opium hat Stupor nach Schreck, und Aconitum napellus hat Ruhelosigkeit nach Schreck.
2. Opium hat Schmerzlosigkeit, und Aconitum napellus ist sehr schmerzempfindlich.

a. Antwort 1 ist richtig.
b. Antwort 2 ist richtig.
c. Beide Antworten sind richtig.

Frage 1.129

Welche der Allgemeinsymptome lassen an China officinalis denken?

a. Unverträglichkeit von heißem Wetter
b. starkes Schwitzen
c. Übermaß an Energie
d. starke Blutungen

Frage 1.130

An welches homöopathische Arzneimittel denken sie bei folgenden Symptomen?

Das Kleinkind riecht sauer: sein Schweiß, das Aufstoßen, aber auch sein Stuhlgang riechen sauer. Der Stuhlgang ist grünlich, schaumig und schleimig und es neigt zu Durchfällen. Das Kind schläft unruhig und wirkt morgens müder als am Abend.

a. Chamomilla
b. Cina
c. Rheum palmatum
d. Magnesium carbonicum

Frage 1.131

Welche Symptome ordnen Sie Staphysagria zu?

a. Verschlechterung durch Mitleid/ Mitgefühl
b. starkes sexuelles Verlangen
c. Koliken nach Ärger und Essen
d. Besserung durch Musik

Antwort: b, c

Staphysagria hat starkes sexuelles Verlangen und leidet häufig an Folgen von Ärger und Beleidigungen. Nash schreibt, „dass Staphisagria den ganzen Darmkanal entlang wirkt". Sie haben „eine deutlich, charakteristische Verschlimmerung nach der geringsten festen oder flüssigen Nahrungsaufnahme" (Nash).

Das Hauptmittel bei einer Verschlechterung durch Mitgefühl oder Trost ist Natrium muriaticum. Zu den wichtigsten Mitteln bei Besserung durch Musik gehören Tarentula hispanica und Aurum metallicum.

Frage 1.132

Welche Symptome gehören zu Bryonia alba?

a. will alleine gelassen werden
b. reizbar und übellaunig
c. Furcht vor der Zukunft
d. Angst mit Ruhelosigkeit
e. empfindlich gegen Unordnung

Antwort: a, b, c

Bryonia alba ist im Inneren seines Wesens sehr unsicher, vor allem bezogen auf seine materielle Versorgung. Diese Unsicherheit kann die Ursache für seine Reizbarkeit sein. Die Übellaunigkeit gepaart mit Reizbarkeit ist auch bei Nux vomica zu finden. Jedoch lebt Nux vomica seine Ungeduld und seinen Ärger vielmehr an anderen aus, während Bryonia alba sich zurück zieht und alleine sein möchte.

Die Symptome Angst mit Ruhelosigkeit und die Empfindlichkeit gegen Unordnung können Symptome von Arsenicum album sein.

Frage 1.133

Welches Mittel passt zu folgender Symptomenkombination?
- beeinträchtigt Nerven, Geist und Sinnesorgane
- Furchtsamkeit und Schreckhaftigkeit
- Schmerzlosigkeit, Depression
- schläfriger Stupor
- allgemeine Verlangsamung der Funktion und Mangel an vitaler Reaktion

Antwort: Opium

Frage 1.134

Wo sitzen oft die Blähungen von Carbo vegetabilis?

a. im unteren Teil des Bauchraums
b. im oberen Teil des Bauchraums
c. der gesamte Bauch ist gebläht

Antwort: b

Boericke erklärt: „Die Verdauung ist langsam, die Speisen verfaulen, bevor sie verdaut werden." Die Beschwerden treten eine halbe Stunde nach dem Essen auf. Boger, Boericke, Lippe und Jahr beschreiben, dass das ganze Abdomen, im Besonderen das obere Abdomen, aufgebläht ist und der Abgang von Blähungen den Bauchraum erleichtert. Im Magen werden die Schmerzen als besonders schmerzhaft beschrieben.

Antwort: a, b, e

Frage 1.135

Ein Kind kommt schreiend zu Ihnen, weil es sich verletzt hat. Sie geben ihm:

a. Arnica montana, wenn es sich um eine Prellung mit schmerzhaftem Hämatom handelt
b. Staphysagria, wenn es sich um eine Schnittwunde handelt
c. Aconitum napellus, wenn das Kind sich auffallend ruhig verhält
d. Belladonna, wenn es trotz starker Prellung keine Schmerzen hat
e. Hypericum perforatum, wenn es sich um eine Stichwunde handelt

---

Antwort: a, b, d, e

Sulfur hat eine deutliche Verschlechterung seiner Verdauungsbeschwerden am Vormittag. Sie fühlt sich „sehr schwach und der Ohnmacht nahe gegen 11 Uhr vormittags; muss etwas zu essen haben" (Boericke). Ebenfalls ein auffälliges Symptom ist der schmerzlose Durchfall, der ihn morgens aus dem Bett treibt.

Die ständigen Blähungen, die schon nach leichtem Essen auftauchen, sind ein Symptom von Lycopodium clavatum und nicht von Sulfur.

Frage 1.136

Welche Symptome an den Verdauungsorganen sind bei Sulfur zu erwarten?

a. Hämorrhoiden
b. morgendliche Diarrhö
c. ständige Blähungen nach jeder kleinen Mahlzeit
d. häufiges Aufstoßen
e. hungrig und schwach

Antwort: a, c, d

„Kalium bichromicum", schreibt Nash, „ist einer unserer Rettungsanker bei der Behandlung von Nasenschleimhauterkrankungen". Das bezeichnende an den Absonderungen von Kalium bichromicum sind die fadenziehenden, klebrigen und zähen Sekrete. Auch zähe Pfropfen können die Nase verstopfen, deren Ablösung wunde Stellen an der Nasenwand hinterlassen, um sich dann wieder neu zu bilden. Kalium bichromicum kann chronische und alte Katarrhe heilen.

Bei milden Absonderungen kann man eher an Pulsatilla pratensis denken.

Frage 1.137

Typisch für Kalium bichromicum ist:

a. fadenziehender Auswurf
b. milde Absonderungen
c. zähe, elastische Pfropfen
d. chronische Sinusitiden

Frage 1.138

Wie geht es Patienten, die Spongia tosta brauchen, im Allgemeinen?

a. Sie sind ruhelos.
b. Sie sind schwach.
c. Sie haben ein Schweregefühl.
d. Sie haben das Bedürfnis nach frischer Luft.

Antwort: b, c

Spongia tosta hat eine Besserung aller Symptome in Ruhe und waagrechter Lage außer bei Beschwerden der Atemwege. Dies ist ein deutlicher Hinweis der Schwäche und der Schwere des Körpers von Spongia tosta.

Frage 1.139

Eine Frau mit Zystitis hat trotzdem ein verstärktes sexuelles Verlangen. Das spricht für

a. Pulsatilla pratensis, wenn der Urin beim Stehenlassen dick wird.
b. Arsenicum album, wenn ruhiges flaches Liegen das Befinden bessert.
c. Cantharis vesicatoria, wenn sie wegen der Schmerzen schreien könnte.
d. Sepia succus, da diese immer starkes sexuelles Verlangen hat.

Antwort: c

Die Absonderungen von Pulsatilla pratensis sind zwar mild und dick, aber der Urin, der durch das Stehenlassen gallertartig wird, gehört u.a. zu Colocynthis. Der Urin bei einer Blasenentzündung, die sich mit Pulsatilla pratensis gut heilen ließe, ist trübe mit rötlichem Sediment.

Arsenicum album ist während seiner Krankheitszustände sehr ruhelos. Ständig muss er die Position verändern und findet nirgendwo Entspannung. Lippe schreibt: „Die Schmerzen sind während des Schlafs fühlbar." Das Hochlagern des Kopfes tut Arsenicum album gut .

Sepia succus zieht sich gerne – auch sexuell - von seinem Partner zurück.

Cantharis vesicatoria kann rasend werden vor Schmerzen und dabei gellend schreien. Durch die Überreizung der Harnorgane kann die sexuelle Stimulation angeregt werden. Boericke erwähnt bei Cantharis vesicatoria die „wütende Geilheit".

Frage 1.140

Welche Symptome ordnen Sie Nitricum acidum zu?

a. Ängstlichkeit wegen seiner Erkrankung
b. hoffnungslose Verzweiflung
c. fluchen
d. wütend und hasserfüllt
e. Drang zu töten

Antwort: a, b, c, d

Menschen, die Nitricum acidum benötigen sind häufig unzufriedene, empfindliche Menschen. Die Angst um ihre Gesundheit sowie die Hoffnungslosigkeit sind Symptome, die er mit Arsenicum album und Calcium carbonicum teilt.

Die Neigung zu fluchen oder voller Hass zu sein finden wir neben Nitricum acidum bei Nux vomica. Der Hass und die Wut können bei Nux vomica so stark werden, dass es den Drang hat zu töten.

Antwort: c

Die Besserung der Husten- und Asthmasymptome in der Bauchlage entspricht einem §153-Symptom. Hahnemann weist im *Organon*, § 153 darauf hin, dass der Heilkünstler „die auffallenden, sonderlichen, ungewöhnlichen und eigenheitlichen Zeichen und Symptome des Krankheitsfalles, besonders und fast einzig fest in's Auge fassen" sollte.

Der Husten von Medorrhinum reicht nur bis zur Kehlgrube, deshalb kann der Patient den Schleim nicht erreichen, es sei denn der Erkrankte liegt auf dem Gesicht, dann kann er einen grüngelben, gallertigen, geschmacklosen Schleim heraufbringen.

Antwort: Schnittwunden, die sehr schmerzhaft sind; Operationen

Calendula officinalis hat ähnliche Beschwerden. Es handelt sich bei Calendula officinalis um „übermäßig, schmerzhafte … Schnitt-, aufgeplatzte, zerfetzte oder eiternde Wunden" (Boger).

Antwort: d, e

Bei Beschwerden nach Schock oder Schreck ist neben Opium Aconitum napellus das Hauptmittel.

Den apoplektischen Zustand mit „Delirium, Koma und Konvulsionen" treffen wir auch bei Plumbum metallicum an.

Antwort: b, c

Staphysagria und Ignatia amara lassen sich bei den genannten Symptomen von Pulsatilla pratensis differenzieren. Alle drei sind launenhaft, dieses äußert sich unterschiedlich: Pulsatilla pratensis „gibt sich Extremen von Freude und Schmerz hin. Hochgradig emotional. Vom Gemüt her wie ein Apriltag." (Boericke) Die Wechselhaftigkeit, die wir bei der Stimmung von Pulsatilla pratensis finden, trifft auch auf viele körperliche Beschwerden zu. Pulsatilla pratensis ist schüchtern, sanft und anhänglich, kann aber gereizt werden.

▶

Frage 1.141

Welche Symptome gehören zu Medorrhinum?

1. Asthma, erleichtert beim Liegen auf dem Gesicht
2. Furcht verrückt zu werden
3. Brennen von Händen und Füßen
4. Gedächtnisschwäche

a. Die Antworten 1 und 4 sind richtig.
b. Die Antworten 3 und 4 sind richtig.
c. Alle Antworten sind richtig.

Frage 1.142

Für welche Art von Verletzung würden Sie Staphysagria verordnen?

Frage 1.143

Opium ist bekannt für Beschwerden nach:

a. Schlaf
b. Kummer
c. Schwangerschaft
d. Schock, Schreck
e. Bewusstseinsverlust, apoplektischem Zustand

Frage 1.144

Was zeichnet die Stimmung und das Verhalten von Pulsatilla pratensis aus?

a. Kummer über lang zurückliegende Kränkungen
b. Launenhaftigkeit
c. übertriebene Schüchternheit und Bescheidenheit
d. wirft Gegenstände nach Personen

Staphysagria teilt mit Ignatia amara den Kummer über lange zurückliegende Kränkungen, kann jedoch „gewaltige Wutausbrüche" (Boericke) haben, bei denen sie Gegenstände werfen können. Ignatia amara hat eher den stillen Kummer, mit der Tendenz zum Grübeln.

Frage 1.145

Wann hilft Alumina?

1. bei Trockenheit der Schleimhäute
2. bei rheumatischen Entzündungen der Gelenke
3. bei rauen, trockenen (Haut-) Ausschlägen
4. bei Symptomen von Verwirrung und schwachem Gedächtnis

a. Die Antworten 1, 3 und 4 sind richtig.
b. Die Antworten 3 und 4 sind richtig.
c. Die Antworten 2, 3 und 4 sind richtig.
d. Nur Antwort 1 ist richtig.
e. Alle Antworten sind richtig.

Antwort: a

Wesentliche Stichworte, die auf Alumina zutreffen sind: Langsamkeit, Verzögerung, Verwirrung und Lähmung. Durch die Trockenheit der Haut und Schleimhäute, die sich unter anderem auch im Rektum zeigt, kommt es zu einer Verzögerung der Stuhlentleerung und zu einer charakteristischen Verstopfung von Alumina: „Sogar ein weicher Stuhl wird mit Schwierigkeit entleert." (Boericke)

Alumina hat paretische Beschwerden der Muskeln, die zu einer langsamen, aber immer weiter fortschreitenden Lähmung und Schwäche der Extremitäten führen können. Auch die geistige Ebene bei Alumina ist betroffen. Es ist besonders erkennbar an seiner Unfähigkeit sich auszudrücken. Seine Sprache bleibt unklar und weist bereits auf seine innere Verwirrung hin.

Frage 1.146

Welche Verlangen hat Carbo vegetabilis?
a. angefächelt zu werden
b. Käse
c. Bewegung
d. frische Luft
e. enge Kleidung

Antwort: a, d

Eine der auf Carbo vegetabilis hinweisenden Modalitäten ist das Verlangen, angefächelt zu werden. Boger schreibt: „Kalt, doch verlangt nach Luft oder will angefächelt werden." Nash beschreibt den Carbo-vegetabilis-Zustand sehr eindrücklich: „Lebenskräfte fast erschöpft, Außenseite des Körpers kalt, besonders von den Knien bis zu den Füßen, liegt reglos wie tot da; Atem kalt, Puls aussetzend, fadenförmig, kalter Schweiß auf den Gliedern… Patient ist so schwach, dass er nicht atmen kann, ohne dass ihm fortwährend Luft zugefächelt wird… Keucht: ‚Luft! Luft!'". Schon einfache Speisen bereiten dem Patienten Beschwerden, deshalb meidet er schwer Verdauliches wie Fleisch, Milch und fette Speisen, und damit auch Käse. Um sich zu bewegen ist der Patient häufig zu schwach. Enge Kleidung verträgt der Carbo-vegetabilis-Patient gar nicht. Das Abdomen ist schon durch die Blähungen so aufgetrieben, dass enge Kleidung den Patienten zu sehr belasten würde.

Antwort: c

Für welche(s) Mittel ist eine große Schläfrigkeit typisch?

1. Opium
2. Nux moschata

a. Nur Antwort 1 ist richtig.
b. Nur Antwort 2 ist richtig.
c. Beide Antworten sind richtig.

Antwort: aufwärts (in den Mastdarm)

Wohin erstrecken sich die Schmerzen im Rektum bei Ignatia amara?

Antwort: b, d, e

Pulsatilla pratensis hat eine starke Heilwirkung auf Beschwerden der weiblichen Geschlechtsorgane. Nash beschreibt bei Pulsatilla pratensis, dass die Menstruation „zu spät und spärlich oder unterdrückt hauptsächlich durch nasse Füße" sein kann. Die Menses bei Pulsatilla pratensis kann aber auch phasenweise aussetzend sein, um dann wieder anfallsweise einzusetzen.

Cimicifuga racemosa, bei der sich die Schmerzen verstärken, je stärker die Blutung ist, hat mit Pulsatilla pratensis die dunkle Blutung und manchmal das Ausbleiben der Menses gemein.

Bei hellroten Blutungen zwischen den Perioden finden wir Sabina, das unter anderen Mitteln mit Pulsatilla pratensis ein wichtiges Mittel bei Abort darstellt.

Wie ist die Menses von Pulsatilla pratensis?

a. je stärker die Blutung desto stärker die Schmerzen
b. späte Menarche
c. hellrote Blutungen zwischen den Perioden
d. Menses aussetzend, dann wieder anfallsweise
e. dickflüssig mit Gerinnsel

Antwort: b, c

Boericke schreibt, dass Alumina den allgemeinen Zustand von „Trockenheit der Schleimhäute und Haut und Neigung zur paretischen Zuständen der Muskeln" besitzt.

Für die Symptomentrias Speichelfluss, Blutung, extreme Schweißbildung ist Mercurius solubilis ein wichtiges Mittel.

Welche der folgenden Symptome kennzeichnen im Wesentlichen einen Alumina-Zustand?

a. Speichelfluss
b. Paresen
c. Trockenheit
d. Blutung
e. extreme Schweißbildung

Frage 1.151

Antwort: ... den Nerven.

Hypericum perforatum ist eines der wichtigsten Mittel für Folge von Verletzungen an …

Frage 1.152

Antwort: a, b, f

Welche Symptome gehören zu Graphites naturalis?

a. eingewachsene Fußnägel
b. unentschlossen
c. Empfindlichkeit auf kalten Luftzug
d. Eiterung der Tonsillen
e. leicht reizbar
f. stark stinkende Stühle, schleimbedeckt

Graphites naturalis hat neben seinem Bezug zur Haut auch brüchige defomierte Nägel, die einwachsen können. Außerdem neigt Graphites naturalis zu Völlegefühl im Bauch mit „Darmträgheit, Stühle, groß, knotig, schwierig, fadenziehend, Schleim bedeckt". (Boger)

Ähnliche körperliche Symptome zeigen sich auch bei Hepar sulfuris: sie neigen zu stinkenden Stühlen und haben die Neigung Panaritien zu entwickeln. Psychisch sind die beiden Mittel jedoch sehr verschieden: Graphites naturalis eher unentschlossen, träge, niedergeschlagen; Hepar sulfuris leicht reizbar, hastig und unzufrieden; außerdem mag er die Hitze.

Frage 1.153

Antwort: a, b, c, e

Welche(s) neurologische(n) Symptom(e) ist (sind) bei Alumina als typisch bekannt?

a. schwankender Gang, Taumeln
b. kann nur mit geöffneten Augen gehen
c. Ameisenlaufen
d. unwillkürliche Kopfbewegungen
e. Paralyse der Beine

Alumina ist bekannt dafür, dass es eine Reihe neurologischer Symptome entwickeln kann. Die Paralyse zeigt sich jedoch vor allem in den Extremitäten durch einen unsicheren Gang, in Schwäche der Arme und Beine und in einem fortschreitenden Verlust des Gedächtnisses sowie seiner Denkfunktionen.

Das unwillkürliche Bewegen des Kopfes ist ein wichtiges Symptom von Agaricus muscarius und Cannabis indica, die ebenfalls in paralytische und zentralnervös bedingte Zustände kommen.

Frage 1.154

Antwort: a, c

Bei welchen der folgenden Mittel finden wir erhöhte sexuelle Energie?
a. Platinum
b. Sepia
c. Staphysagria
d. Natrium muriaticum
e. Opium

Antwort: a, c, e

Was kennzeichnet die Hautausschläge von Sulfur?

a. Sie sind brennend und juckend.
b. Sie werden durch warme
   Anwendungen besser.
c. Die Haut ist trocken und rau.
d. Waschen lindert vorübergehend.
e. Bettwärme verschlechtert.

Antwort:

Bei Argentum nitricum finden wir:

a. ist in Eile
b. Angst vor Prüfungen
c. mitfühlend
d. impulsiv
e. Furcht vor Erkrankung

Argentum nitricum ist auf der emotionalen Ebene stark erreg-
bar und impulsiv. Sie sind stark von ihren Ängsten geplagt,
sodass sie große Schwierigkeiten bei Prüfungen und öffentlichen Auftritten haben. Sie sind in ihrer Überzeugung, schwer
erkrankt zu sein, so fixiert, dass sie häufig zu völlig irrationalen
Handlungen kommen.

Ähnliche Symptome, wie wir sie bei Argentum nitricum gefun-
den haben, sind auch bei Arsenicum album anzutreffen. Arsenicum album ist im Vergleich zu Argentum nitricum sehr gewis-
senhaft und übergenau, manchmal fast zwanghaft.

Eine wichtige Unterscheidung der beiden Mittel finden wir
auch bei den Modalitäten: Argentum nitricum hat eine Unverträglichkeit von Hitze, während Arsenicum album eine Besserung durch heiße Anwendungen erfährt.

Antwort: b

An welches Arzneimittel denken Sie
bei folgenden Symptomen?

- Erkältungsneigung
- Neigung zum Dickwerden
- Patient hat feuchte, kalte Füße
- Patient hat Angst, den Verstand
  zu verlieren
- Erschöpfungszustand

a. Mercurius solubilis
b. Calcium carbonicum
c. Silicea terra
d. Medorrhinum

Calcium carbonicum ist ein Mittel, das einen „Erschöpfungszustand, geistiger oder körperlicher Art, aufgrund von Überar-
beitung" (Boericke) haben kann. Ein weiteres konstitutionel-
les Merkmal ist seine Neigung, adipös zu werden, was häufig
mit einer schlaffen, antriebslosen Erscheinung einhergeht. Die
feuchten, kalten Füße sowie die Erkältungsneigung teilt Calcium
carbonicum mit Silicea terra, das aber eher hager ist. Die Angst,
den Verstand zu verlieren, ist ein wichtiges Gemütssymptom
von Calcium carbonicum, das auf seine Angst, die Kontrolle zu
verlieren, hinweist und ebenfalls bei Mercurius solubilis und
Medorrhinum zu finden ist.

Frage 1.158

Welche der folgenden Symptome passen zu Barium carbonicum?

a. geistige Schwäche
b. Eiterung und Entzündung der Tonsillen
c. Reizbarkeit, Lebhaftigkeit
d. Zwergwuchs

Antwort: a, b, d

Barium carbonicum „scheint eine besondere Beziehung zum Rachen zu haben, besonders zu den Mandeln, die sich heftig entzünden, anschwellen und sobald sie nur im geringsten der Kälte ausgesetzt werden, eitern." (Nash). Die skrofulöse Konstitution teilt Barium carbonicum mit Calcium carbonicum und Silicea terra. Silicea terra weist einige körperliche Symptome und Modalitäten auf, die es mit Barium carbonicum gemeinsam hat: warmes Einhüllen des Kopfes bessert, überriechender Fußschweiß sowie die Empfindlichkeit bei feuchtem Wetter. Auf der psychischen Ebene ist Silicea terra eigenwillig und sein Geist ist ungleich wacher als der von Barium carbonicum.

Frage 1.159

Welche der folgenden Mittel haben eine Verschlechterung oder Unverträglichkeit bereits durch leichte Berührung?

a. Apis mellifica
b. Bryonia alba
c. Arnica montana
d. China officinalis
e. Colocynthis

Antwort: a, c, d

Apis mellifica, China officinalis und Arnica montana können selbst leichte Berührung nicht ertragen. Bei Apis mellifica können wir „die ganze Körperoberfläche (als) äußerst empfindlich gegen Berührung finden: selbst die Haare schmerzen." (Nash) China officinalis zeigt ebenfalls eine Verschlechterung durch die Berührung der Kopfhaut, aber auch „Schmerzanfälle werden durch die leichteste Berührung hervorgerufen und steigern dann allmählich zu großer Höhe an" (Lippe).

Schock oder geistige Anstrengung können bei Arnica montana auf emotionaler Ebene zu einer Abwehr gegen Berührung kommen und damit zur Meidung von Menschen. Durch Verletzungen und Traumen erlebt Arnica montana die Berührung als schmerzhaft und kann sie auch deshalb nicht ertragen.

Bryonia alba und Colocynthis haben eine Besserung ihrer Schmerzen durch Druck.

Frage 1.160

Wie ist der Durchfall von Phosphoricum acidum?

a. nicht schwächend
b. safrangelb
c. schwächend
d. schmerzlos
e. lang anhaltend

Antwort: a, d, e

Trotz Phosphoricum acidums nervlicher Schwäche ist der Durchfall nicht schwächend und schmerzlos. Selbst lang anhaltender Durchfall führt nicht zu der Schwächung, die von zu schnellem Wachstum, starker sexueller Betätigung, Kummer oder Säfteverlust hervorgerufen werden können.

Antwort:

Nosoden sind Arzneimittel, die aus Erregern oder aus Ausscheidungen infektiöser Krankheiten hergestellt wurden. Der Ausgangsstoff von Medorrhinum wird aus dem eitrigen Urethralsekret einer unbehandelten akuten Gonorrhö gewonnen – dem Trippergift.

Heute wissen wir, dass es sich um das Bakterium der Gonorrhö Neisseria gonorrhoeae handelt.

Hahnemann unterschied zwischen dem gemeinen Tripper und der Feigwarzenkrankheit. Wenn die Gonorrhö mit Feigwarzen, die sich an den Geschlechtsorganen bilden, einherging, dann lag für Hahnemann die eigentliche Sykosis vor (siehe auch: *Chronische Krankheiten*, Bd. 1, S. 104–107).

Frage 1.161

Was ist der Ausgangsstoff der Nosode Medorrhinum?

Antwort: a, b

Die Blasenbildung und die starken Schmerzen nach Verbrennungen weisen auf Cantharis vesicatoria hin.

Arsenicum album ist ein weiteres wichtiges Mittel bei schweren Verbrennungen, besonders dann, wenn eine Linderung der Symptome durch örtliche Wärmeeinwirkung oder durch allgemeine Wärmeeinwirkung auffällt. Auch Causticum vermag sehr schmerzhafte Verbrennungen zu lindern.

Wenn die Verbrennung schmerzfrei ist, wäre an Stramonium zu denken.

Frage 1.162

Bei welchen Verbrennungsfolgen ist Cantharis vesicatoria das Mittel der Wahl?

a. Der Schmerz ist brennend oder wie roh.
b. Bläschen/ Blasen bilden sich.
c. Die Umgebung der Bläschen ist kühl.
d. Die Verletzung ist schmerzlos.

Antwort: b

Ein Hinweis auf Arnica montana ist das häufige Aufstoßen, besonders morgens, mit einem bitteren, fauligen Geschmack – wie von faulen Eiern.

Frage 1.163

Wie ist der Geschmack im Mund wenn ein Arnica-montana–Patient aufstoßen muss?

a. sauer
b. nach faulen Eiern riechend
c. ätzend
d. süßlich

Antwort: b

Die Abneigung gegen „warme, gekochte Speisen" ist ein widersprüchliches Symptom, wenn man die allgemeinen Modalitäten von Silicea terra betrachtet: Silicea terra hat eine „Verschlimmerung: … im Freien; durch Kälte, wenn einzelne Teile kalt werden, … durch Entblößen des Kopfs oder der Füße. … Besserung: durch Einhüllen des Kopfes; im Zimmer; durch Wärme." (Lippe). Silicea terra ist also ein ausgesprochen frostiges Mittel, hat aber eine Abneigung gegen warmes Essen.

Frage 1.164

Welche Abneigung passt zu Silicea terra?

a. Wurst
b. warme, gekochte Speisen
c. Süßigkeiten
d. Kaffee
e. Sahne

Frage 1.165

Zu welchem Arzneimittelbild gehört Asthma nach einer Impfung?

a. Sulfur
b. Calcium carbonicum
c. Thuja occidentalis
d. Medorrhinum

Antwort: c

Die Impfung kann ebenfalls zu Krankheitsbeschwerden und Begleiterscheinungen innerhalb einer Krankengeschichte gehören. Thuja occidentalis, Sulfur, Silicea terra sind neben anderen Arzneimitteln die Hauptmittel für Folgebeschwerden nach Impfungen.

Frage 1.166

Was fällt Patienten, die Barium carbonicum brauchen, besonders schwer?

a. in einer Einkaufsschlange zu warten
b. auf Fremde offen zuzugehen
c. längere Zeit still zu sitzen
d. im Dunkeln einzuschlafen

Antwort: b

Frage 1.167

Welche Symptomenkombination ist typisch für Jodum?

a. Verschlechterung durch Hitze, großer Appetit mit Gewichtsverlust, Besserung durch Anstrengung, Durstlosigkeit
b. Trägheit, Besserung durch Bewegung, Dickleibigkeit, eitrige Absonderungen
c. Ruhelosigkeit, großer Appetit mit Gewichtsverlust, Besserung in der Kälte, Hypertrophie der Drüsen

Antwort: c

Antwort: a, c, d

Die wechselhaften Symptome sind kennzeichnend für Pulsatilla pratensis. Deshalb treffen solche Aussagen wie fröstelig aber Abneigung gegen Hitze, Husten locker am Morgen und trocken am Abend oder Trockenheit des Mundes ohne Durst auf Pulsatilla pratensis zu.

Die beiden anderen Symptome gehören zu Sulfur. Sulfur teilt mit Pulsatilla pratensis die Verschlechterung durch Hitze sowie den lockeren Husten am Morgen. Pulsatilla pratensis gilt als Antidot zu Sulfur.

Antwort:

- Verzweiflung um die Genesung
- Gefühl, verrückt oder gelähmt zu sein
- wäscht sich ständig die Hände bzw. allgemein zwanghaftes Verhalten
- fürchtet sich vor der Nacht
- Gedächtnisschwäche

Syphilinum hat in seinen Gemütssymptomen sehr viel Ähnlichkeit mit Calcium carbonicum und Arsenicum album. Das zwanghafte Verhalten hat Syphilinum mit Arsenicum album gemein, die Furcht den Verstand zu verlieren oder verrückt zu sein mit Calcium carbonicum. Alle drei sind verzweifelt über ihre Genesung. Eine Differenzierungsmöglichkeit lässt sich jedoch über die Modalitäten gut finden: Syphilinum hat eine Verschlechterung von Sonnenuntergang bis Sonnenaufgang.

Antwort: b

Siehe Kommentar zu Frage 1.39.

Frage 1.168

Welche Aussagen stimmen für Pulsatilla pratensis?

a. Trockenheit des Mundes ohne Durst
b. Durchfall am Vormittag
c. Husten locker am Morgen und trocken am Abend
d. fröstelig aber Abneigung gegen Hitze
e. Steifheit der Knie beim Aufstehen von einem Sitz

Frage 1.169

Nennen Sie drei wichtige Gemütssymptome von Syphilinum!

Frage 1.170

Welche Aussagen treffen auf Calcium phosphoricum zu?

a. Kopfschmerzen bei Anstrengung der Augen
b. Kopfschmerzen bei Schulkindern
c. Kopfschmerzen schlimmer durch Sonne
d. Kopfschmerzen mit starker Schweißproduktion

Frage 1.171

Antwort: b, c

Welches ist die Schlafposition von Medorrhinum?

a. auf dem Rücken mit ausgebreiteten Armen
b. auf dem Abdomen
c. genupectoral
d. seitlich mit einem angewinkelten Bein

Frage 1.172

Antwort: Phosphorus

Der Patient kommt wegen Ängsten beim Alleinsein. Er fühlt sich deutlich besser, wenn seine Kinder oder seine Frau bei ihm sind. Er erzählt, dass er immer wieder neue Behandlungen aufsuche, weil er sich leicht verunsichern ließe oder von neuen Krankheiten höre. Er berichtet, dass es ihm schwer fiele, sich zu konzentrieren, weil er häufig müde und erschöpft sei. Außerdem klagt er über Blähungen und über eine Schwäche, die er verspürt, seit er immer wieder zu Durchfällen neige. Er erzählt weiter, dass sein Zahnfleisch leicht blute, manchmal reiche schon die Berührung aus.

An welches Mittel denken Sie bei diesem Patienten?

Phosphorus ist sehr empfindlich auf äußere Eindrücke, wie Geräusche, Gerüche, aber auch andere Menschen. Er neigt ähnlich wie Arsenicum album zu zahlreichen Ängsten, die durch die Gesellschaft anderer wesentlich gebessert werden können. Phosphorus wird „geschwächt durch den Verlust von Körperflüssigkeiten" (Boericke) und kann wenn der Zustand, in dem Phosphorus auf viele Eindrücke überschießend reagiert, in ein Stadium geraten, in dem er sich nicht mehr konzentrieren kann, apathisch wird und dann in eine Gleichgültigkeit gegenüber seiner Umwelt gerät.

Eine wesentliche Unterscheidung zwischen Arsenicum album und Phosphorus in diesem Fall ist das leichte Zahnfleischbluten bei Berührung.

Frage 1.173

Antwort: c

Zu welchem Mittel gehören die Symptome „Verlangen nach Licht" und „tobsüchtige Manie mit Fluchen und Beten"?

a. Sepia succus
b. Lachesis muta
c. Stramonium

Die Kombination der beiden Symptome trifft auf Stramonium zu.

Lachesis muta hat ebenfalls einen religiösen Wahn wie Stramonium. Sepia succus hingegen zeigt sich in einer gleichgültigen und traurigen Haltung, die keine religiösen, wahnhaften Züge enthält.

Antwort:

Ledum palustre: Kälte verbessert; Hypericum perforatum: Kälte verschlechtert

Frage 1.174

Wie unterscheiden sich Ledum palustre und Hypericum perforatum in der Modalität bei Verletzungen des Fußes durch Treten in einen Gegenstand?

Antwort: a, b, d

Eupatorium perfoliatum sowie Bryonia alba sind neben Rhus toxicodendron und einigen anderen Mitteln Hauptmittel bei Knochenschmerzen während einer Grippe oder Fieber. Für Bryonia alba gilt die Verschlechterung durch die geringste Bewegung, während Rhus toxicodendron die Verschlechterung bei Beginn oder länger anhaltender Bewegung hat. Die rheumatischen oder Gelenkschmerzen erstrecken sich bei Rhus toxocodendron von oben nach unten, während wir bei Ledum palustre und Arnica montana die entgegengesetzte Richtung bei den Knochenschmerzen vorfinden: es steigt von unten nach oben.

Frage 1.175

Welche Schmerzzustände gehören zu Rhus toxicodendron?

a. Schmerzen in allen Knochen bei einer Grippe
b. schmerzhafte Schwellung des Knie
c. geringste Bewegung verschlechtert die Schmerzen
d. Schmerzen entlang der Rückseite der Oberschenkel
e. Rheumatismus erstreckt sich von unten nach oben

Antwort: d

Frage 1.176

Zu Ihnen kommt ein Patient und klagt über Magenschmerzen. Er hat oft Schmerzen nach dem Essen, der Magen ist sehr druckempfindlich und die Kleidung ist beengend. Der Patient wirkt ungeduldig, gibt auch unwillig Auskunft. Er ist auch sonst sehr ruhelos und wacht oft zu früh auf, sodass ihn die Magenschmerzen auch schon morgens anfangen zu plagen. Welches Mittel verschreiben Sie?

a. Natrium muriaticum
b. Arsenicum album
c. Lycopodium clavatum
d. Nux vomica
e. Sulfur

Frage 1.177

Der Patient wirkt niedergeschlagen und beklommen. Er ist traurig und weint, besonders abends. Er wirkt eher phlegmatisch und langsam beim Erzählen seiner Symptome. Es sind Schwielen an seinen Handflächen und Fußsohlen zu sehen. Er leidet immer wieder an Ekzemen, die eine klebrige Flüssigkeit absondern und durch die Bettwärme schlechter werden. Besonders beeinträchtigen ihn die Hautausschläge, weil sie auch die Augenlider betreffen.

An welches Mittel denken Sie?

Antwort: Graphites naturalis

Ein wichtiges Leitsymptom von Graphites naturalis ist die Haut. „Ausschläge, aus denen eine dicke, honigartige Flüssigkeit sickert. Es kann sich an jedem Körperteil finden, aber besonders an oder hinter den Ohren, auf dem Kopf, im Gesicht, an den Genitalien oder an den Augenlidern." (Nash) Die Affinität zu Hautausschlägen mit einer Verschlechterung durch Wärme teilt Graphites naturalis mit Sulfur. Aber Graphites naturalis ist allgemein trotzdem sehr empfindlich gegenüber Kälte.

Frage 1.178

Welche typische Empfindung findet man bei Ignatia amara im Hals?

a. Zuschnürungsgefühl
b. Schmerzen, besser durch Schlucken
c. Kloßgefühl
d. Taubheitsgefühl

Antwort: a, b, c

Nash beschreibt die Halssymptome von Ignatia amara sehr anschaulich: „....als wenn ein Klumpen vom Magen in den Hals stiege, so dass sie zu ersticken fürchtet. Sie schluckt ihn hinunter, aber sogleich kommt er zurück, was sie sehr beunruhigt. Das pflegt sich einzustellen, wenn sie sich grämt oder weinen will." Als ein sehr eigentümliches Symptom (*Organon*, § 153) beschreibt Nash das Symptom, dass der Halsschmerz durch Schlucken gebessert wird, besonders das Schlucken fester Nahrungsmittel.

Frage 1.179

Ordnen Sie jeweils zwei Symptome den verschiedenen Kalium-Arzneimitteln zu:

1. Kalium bichromicum
2. Kalium carbonicum

a. Schwellung zwischen den oberen Augenlidern und Augenbrauen
b. Absonderungen sind fadenziehend
c. aufrecht nach vorn gebeugtes Sitzen bessert bei Atemnot
d. Schmerzen an einer kleinen Stelle wandern rasch

Antwort:

Kalium carbonicum: a, c; Kalium bichromicum: b, d

Antwort: d

Mercurius solubilis hat keine nächtliche Besserung, sondern eine deutliche Verschlechterung.

Die beiden Arzneimittel Plumbum metallicum und Stannum metallicum scheinen auf den ersten Blick mit Mercurius solubilis alle Symptome gemeinsam zu haben. Bei genauer Differenzierung des Symptoms „Schwäche und Zittern" zeigen sich Unterschiede im Erscheinungsbild: bei Mercurius solubilis handelt es sich um „Zitternde Extremitäten, besonders die Hände; Morbus Parkinson" (Boericke), während das Zittern bei Plumbum metallicum eher einem Zucken gleich kommt. „Sie kommen anfallsweise, Handgelenkslähmung". Stannum metallicum ist in dieser Hinsicht Plumbum metallicum sehr nahe mit einer „lähmigen Mattigkeit, ... die Finger zucken beim Halten des Schreibers" (Boericke).

Frage 1.180

Was gehört nicht zu Mercurius solubilis?

a. Speichelfluss
b. Mundgeruch
c. Schwäche und Zittern
d. nachts besser
e. Schweiß verschlechtert

Antwort: a, c, e

Frage 1.181

Welche Mittel kennzeichnen sich durch besonders große Schmerzempfindlichkeit?

a. Chamomilla
b. Opium
c. Nux vomica
d. Natrium muriaticum
e. Hepar sulfuris

Antwort: b

Tarentula hispanica ist ein Mittel, das auf die Nerven und das Gehirn wirkt. Wir finden daher hysterische Symptome, aber auch starke Ruhelosigkeit bis hin zu Veitstanz ähnlichen Bewegungen, epileptische Anfälle sowie eine Empfindlichkeit der Wirbelsäule. Sie können kaum still sitzen, mindestens ein Fuß oder eine Hand muss in Bewegung sein. Im Bett oder auf dem Boden rollen sie sich von einer Seite zur anderen. Laute schnelle Musik, zu der diese Kinder tanzen oder stampfen können, kommt ihrem Bewegungsdrang zugute.

Veratrum album ist eher ein Mittel, das auf der psychischen Ebene manische Züge enthält und das Verlangen hat, Dinge zu zerschneiden; auf der körperlichen Ebene finden wir bei Veratrum album einen Kollapszustand, während Tarentula hispanica das Verlangen und die Besserung durch Bewegung hat.

Frage 1.182

Sie haben ein Kind in der Praxis mit folgenden Symptomen: Es bewegt sich ständig durchs Sprechzimmer, zappelt auf seinem Stuhl hin und her und kann sich schlecht konzentrieren. Die Mutter berichtet, dass das Kind immer wieder über Rückenbeschwerden klage: die Wirbelsäule sei empfindlich. An welches Mittel denken Sie?

a. Veratrum album
b. Tarentula hispanica
c. Silicea terra
d. Arsenicum album

▶

Silicea terra teilt das Symptom „Empfindlichkeit der Wirbelsäule" mit Tarentula hispanica, ist aber eher zaghaft und ängstlich mit einer großen Empfindsamkeit auf äußere Eindrücke.

Arsenicum album ist auch ein wichtiges Mittel mit enormer Ruhelosigkeit, die aber auf seinen Ängsten und Befürchtungen beruht. Es „wechselt ständig den Ort, (und hat) Furcht, vor dem Tod und alleine gelassen zu werden" (Boericke).

Frage 1.183

Welche Arzneimittel können durch starken Stimmungswechsel gekennzeichnet sein?

a. Calcium carbonicum
b. Platinum metallicum
c. Tarentula hispanica
d. Cantharis vesicatoria
e. Phosphoricum acidum

Antwort: b, c

Frage 1.184

Zu welchem Arzneimittelbild gehört das Symptom „fettig glänzende Gesichtshaut"?

a. Thuja occidentalis
b. Belladonna
c. Platinum metallicum
d. Medorrhinum

Antwort: a

Die fettige oder ölig glänzende Gesichtshaut hat Thuja occidentalis noch mit Natrium chloratum und Plumbum metallicum gemeinsam. Belladonna hat die rote, glänzende Haut, Platinum metallicum ein eher blasses Gesicht, während Medorrhinum rötliche Flecken im Gesicht hat.

Antwort:

Belladonna: a

Bryonia alba: b

Lachesis muta: c

Natrium carbonicum: d

Frage 1.185

Schreiben Sie hinter jedes Mittel den Buchstaben des Textes:

Ein Patient mit Sonnenstich kommt in Ihre Praxis. Dieser Sonnenstich kann sich in unterschiedlichen Symptomen zeigen.

Sie haben in Ihrer Notfallapotheke folgende Mittel: 1. Belladonna, 2. Bryonia alba, 3. Lachesis muta, 4. Natrium carbonicum. Ordnen Sie nun die einzelnen Mittel den Symptomen, die einem Sonnenstich folgen können, zu.

a. Starker Blutandrang zum Gesicht, klopfende Kopfschmerzen, heiße und trockene Haut, erweiterte und starre Pupillen, voller unregelmäßiger Puls. Er ist aufgeregt, schlimmer durch Licht und Geräusche, Besserung durch Druck und gebückte Sitzhaltung. Er hat großen Durst.

b. Sonnenstich geht mit unerträglichen Kopfschmerzen einher, mit Schwindel und verschlimmert sich bei der geringsten Bewegung und bei dem Versuch aufzustehen.

c. Sehr empfindlich auf Sonne und sommerliche Hitze. Klopfende Kopfschmerzen (ähnlich dem Pulsieren des Herzens) und Trübung der Sehfähigkeit. Sehr empfindlich gegen enge Kleidung besonders an Hals und Bauch. Herzklopfen bei der geringsten Anstrengung. Es ist eine energische zu Bluthochdruck neigende, ungestüme redselige Persönlichkeit.

d. Schwächegefühl durch Sommerhitze und durch Sonnenstich. Erschöpfung nach Sonnenstich. Kopfschmerz durch Sonnenstich. Der Kopf fühlt sich sehr groß an, als würde er jeden Augenblick platzen.

Frage 1.186

Welche Symptome gehören zu Natrium muriaticum?

a. Abmagerung trotz guten Appetits
b. Beschwerden durch Kummer und Ärger
c. schlechter 9 bis 11 Uhr vormittags
d. Besserung durch warme Anwendungen

Antwort: a, b, c

Natrium muriaticum gehört zu den wichtigen Mitteln bei Patienten, die aufgrund von Kummer und Ärger erkranken. Besonders kennzeichnend für den Kummer von Natrium muriaticum ist, dass es sich um einen stillen Kummer handelt. Sie „möchte alleine sein, um zu weinen" (Boericke). Ignatia amara, das als Komplementärmittel zu Natrium muriaticum gilt, ist ebenfalls als wichtiges Mittel nach Kummer anzusehen. Allerdings ist der Kummer hier häufig von Seufzen und Schluchzen begleitet.

Natrium muriaticum gilt als Hitze empfindliches Mittel, noch stärker ist dieses Symptom bei Natrium carbonicum zu finden, sodass eine Besserung durch warme Anwendungen kaum vorstellbar ist.

Zu dem Symptom „Abmagerung trotz guten Appetits" schreibt Nash, dass wir in Natrium muriaticum ein gutes Mittel für Anämie finden. Es ist ein Zustand mit allgemeiner Blässe und Abmagerung, obwohl die Patienten gut essen.

Frage 1.187

Welche Verhaltensweisen finden wir bei Stramonium?

a. will fliehen
b. neigt dazu, über alles zu lachen
c. verschlechtert durch den Anblick von glänzenden Dingen
d. Obszönität

Antwort: a, c

Das Gefühl, fliehen oder weglaufen zu wollen, teilt Stramonium mit Belladonna und Hyoscyamus niger. Bei allen drei Mitteln ist das Nervensystem in Aufruhr und sie geraten in delirante Zustände, die in ihnen Fluchtimpulse auslösen. Durch die Überreizung des Nervensystems haben auch alle drei Mittel die Verschlechterung beim Anblick von glänzenden Dingen. Es ist, als ob der mentale Zustand keine äußeren Reize mehr erträgt.

Die Obszönität und die Neigung über Kleinigkeiten zu lachen sind Symptome von Hyoscyamus niger. Es „neigt dazu in seinen Handlungen, Gesten und Ausdrücken geschmacklos und anstößig zu sein". (Boericke)

Boericke sieht bezüglich des Gehirns noch einen weiteren wichtigen Unterschied zwischen Stramonium und Belladonna: Stramonium „verursacht mehr eine funktionelle Erregbarkeit des Gehirns, aber erreicht niemals den wirklichen Entzündungszustand" (Boericke).

Frage 1.188

Welche Mittel kommen bei Folge von Schreck/Schock in Betracht?

a. Ignatia amara
b. Opium
c. Staphysagria
d. Nux vomica
e. Aconitum napellus

Antwort: a, b, e

Staphysagria ist ein Mittel, das Folgebeschwerden durch Enttäuschung und Kränkung hat, während Nux vomica Beschwerden durch die Arbeit erfährt.

Durch Schreck verfällt Opium in einen apathischen Zustand, Aconitum napellus in Unruhe und Ignatia amara in einen hysterischen Zustand.

Antwort: a, b, c

Die nächtliche Verschlechterung des Speichelflusses ist auch ein Hauptsymptom des verwandten Mittels Mercurius solubilis. „Die durch Mercurius hervorgerufenen Läsionen ähneln denen der Syphilis sehr stark. Es ist sehr häufig im Sekundärstadium der Syphilis indiziert …" (Boericke). „Zwang die Hände zu waschen. (Syphilitische Geisteskrankheit)" (Boger). Im Spätstadium der Syphilis können psychiatrische und neurologische Symptome auftreten, die Boger auch beim Arzneimittel beschreibt und die ein Symptom von Syphilinum darstellen.

Frage 1.189

Welche Symptome gehören zu Syphilinum?

a. Speichelfluss, verschlechtert nachts
b. geradlinig verlaufender Kopfschmerz
c. zwanghaftes Verhalten

Antwort: a

In der Homöopathie sind widersprüchliche Symptome keine Seltenheit. Auch im klinischen Bereich finden wir bei psychischen oder neurologischen Erkrankungen das Auftreten von solchen Symptomen.

Die Schmerzlosigkeit bei eigentlich schmerzhaften Zuständen teilt Opium mit Stramonium. Das grundlose Weinen beim Erzählen ihrer Symptome finden wir bei Sepia succus, bei Musik bei Graphites naturalis. Das pathologische Lachen oder Lachen bei ernsten Gelegenheiten finden wir bei Moschus, Nux moschata oder Cannabis indica. Die Bradykardie mit Fieber ist bei Pyrogenium zu finden, aber auch das Gegenteil.

Frage 1.190

Welches paradoxe Symptom ist bei Opium bekannt?

a. Schmerzlosigkeit bei eigentlich schmerzhaften Zuständen
b. weint, obwohl nicht traurig
c. Lachen bei unpassenden Gelegenheiten
d. Puls unverhältnismäßig langsam bei sehr hohem Fieber

Antwort: a, c, d

Die Schlafstörungen von Nux vomica werden von verschiedenen Autoren hervorgehoben. Der Schlaf wird durch seine Nervosität und Überempfindlichkeit gestört, sodass er aufwacht und „nach 3 Uhr bis gegen Morgen nicht schlafen kann… Träume voller Geschäftigkeit und Eile" (Boericke). „Sie haben Gedankenzudrang und sind morgens so müde, fühlen sich mißerabel, denken an seine Geschäfte." (Boger) Die Träume vom Fallen können auf Thuja occidentalis und Belladonna hinweisen, während Träume von Schlangen bei Argentum nitricum und Lac caninum auftauchen können.

Frage 1.191

Welche Aussage passt zum Schlaf von Nux vomica?

a. Schlaflosigkeit durch Gedanken
b. Träume vom Fallen
c. erwacht um ca. 3 Uhr und kann nicht mehr einschlafen
d. kann morgens kaum geweckt werden
e. Träume von Schlangen

Frage 1.192

Bei welcher Verletzung verabreichen Sie welches homöopathische Arzneimittel? Sie haben Calendula officinalis, Ledum palustre und Symphytum officinale zur Auswahl:

a. Knochenbruch, erleichtert das Zusammenwachsen von Frakturen.
b. Die Wunde ist kalt bei Berührung, aber Wärme verschlimmert. Großflächige Blutergüsse, bei denen die Haut sich kalt anfühlt, kalte Anwendungen bessern.
c. Stichwunde, z. B. durch Treten in einen Nagel – mit Zuckungen in der Wunde.
d. Risswunden, Muskelfaserriss – wenn Arnica keine Besserung mehr bringt.
e. Wunden heilen langsam (rissige Fingerspitzen). Mittel zur örtlichen Wundbehandlung.
f. Periostschmerzen oder Knochenschmerzen nach erfolgter Wundheilung; Verletzung von Jochbein und Gesicht durch Sturz – nach Arnica montana.

Antwort:

Symphytum officinale: a, f

Ledum palustre: b, c

Calendula officinalis: d, e

Symphytum officinale ist ein sehr hilfreiches Arzneimittel für Verletzungen der Knochen und der Knochenhaut. Es unterstützt die Kallusbildung.

Calendula officinalis fördert die Heilung von aufgeplatzten, zerfetzten Wunden. Es fördert die gesunde Granulation und verhindert Eiterungen.

Ledum palustre ist ein wichtiges Mittel bei Verletzungen durch Nägel oder andere spitze Gegenstände sowie bei Insektenbissen. Die Wunden fühlen sich kalt an, aber Wärme verschlechtert den Zustand. Das Zucken in der Wunde ist ein Hinweis darauf, Ledum palustre zu verordnen.

Frage 1.193

Welche Gemütssymptome sind charakteristisch für den kranken Calcium-carbonicum-Patienten?

a. Furcht in Höhen
b. Furcht vor Krankheit oder Not
c. Furcht durch plötzliche Geräusche
d. depressive Melancholie
e. Hast, Eile bei der Arbeit

Antwort: a, b, d

Die Ängste von Calcium carbonicum sind zahlreich; Sie haben Angst um ihre Gesundheit, z.B. vor Krebs oder Herzkrankheiten, sind häufig dabei verzweifelt und in einer depressiven Melancholie. Calcium carbonicum ist zwar empfindlich gegen Geräusche, aber die Furcht davor finden wir vor allem bei Silicea terra. Die Furcht in Höhen teilt Calcium carbonicum mit Argentum nitricum. Argentum nitricum ist aber von deutlicher Impulsivität und Erregbarkeit auf der emotionalen Ebene begleitet, während Calcium carbonicum eher phlegmatisch und erschöpft wirkt. Deshalb finden wir auch die Hast und Eile bei Argentum nitricum. Ein Zustand, bei dem für Argentum nitricum die Zeit zu langsam vergeht.

Antwort: a, c, d

Die körperlichen Symptome sind ebenfalls von der nervlichen Überreizung geprägt. Die Schmerzen sind intensiv; die motorische Unruhe, die auch zentral nervös bedingt ist, zeigt sich in einem ständigen Drang nach Bewegung.

Im Gegensatz zur Wolfsspinne (Tarentula hispanica) ist die haarige Spinne (Tarentula cubensis) ein wirksames Mittel gegen Furunkel und Abszesse. Nash bezeichnet dieses Mittel als „ein Juwel" für Finger- und Nagelgeschwüre.

Frage 1.194

Welche der folgenden Symptome sind körperliche Symptome von Tarentula hispanica?

a. empfindliche Wirbelsäule
b. Kopfschmerz, der vom Nacken aufsteigt
c. Kopfschmerz, als würden Nadeln ins Gehirn stechen
d. Zucken, Rucken

Antwort: b, c, e

Rhus toxicodendron, Arsenicum album und Jodum sind die Mittel, die unter Ruhelosigkeit leiden und sich ständig bewegen müssen. Anlass für die Ruhelosigkeit bei Rhus toxicodendron sind häufig die Schmerzen, die eine ständige Positionsveränderung von ihm fordern. Im Fieber finden wir eine große Ruhelosigkeit bei Arsenicum album, obwohl sie sehr erschöpft sind. Nicht zu unterschätzen neben der Schwäche, sind die starken Ängste und Sorgen, die den arsenischen Patienten rastlos erscheinen lassen. Jodum hat ebenfalls die Neigung sich umherzubewegen. Der Stoffwechsel ist in einem solchen Aufruhr, dass er dem Patienten in diesem Zustand nicht erlaubt sich hinzusetzen, weil er Angst bekommt, sobald er ruht.

Sepia succus ist ein Mittel, das die Bewegung braucht und schätzt, sich aber nicht aus einer Ruhelosigkeit heraus bewegt, sondern aufgrund eines inneren Bedürfnisses. Calcium carbonicum kennen wir eher als phlegmatisches Mittel, das die Ruhe sucht und durch die Bewegung eine Verschlechterung erlebt.

Frage 1.195

Welche der folgenden Mittel sind ruhelos und müssen sich ständig bewegen?

a. Calcium carbonicum
b. Rhus toxicodendron
c. Arsenicum album
d. Sepia succus
e. Jodum

Antwort: a, d

Cantharis vesicatoria kann heftigste Blasenentzündungen, aber auch eine Perikarditis oder Pleuritis heilen, wenn die Begleitsymptome passen. Eine der Hauptindikationen bei akuten Behandlungen sind neben der Zystitis Verbrennungen, die heftigste, schneidende, brennende Schmerzen hervorrufen. Bei der Blasenentzündung kann der Schmerzreiz sexuelles Verlangen auslösen. Die „unmäßige Geilheit", wie Boericke schreibt, gehört zu dem Arzneimittelbild von Cantharis vesicatoria.

Frage 1.196

Welche Aussage(n) zum Arzneimittelbild von Cantharis vesicatoria ist (sind) richtig?

a. Es heilt heftige Entzündungen.
b. Die Symptome sind widersprüchlich.
c. Das gesamte Bronchialsystem ist betroffen.
d. Es liegt ein starker Geschlechtstrieb vor.
e. Eine der Hauptindikationen sind Verstauchungen.

Frage 1.197

Welche Aussagen stimmen für Platinum metallicum?

1. Gegenstände erscheinen klein
2. glaubt, nicht zu seiner Familie zu gehören
3. Schmerzen nehmen allmählich zu und ab
4. sexuelles Verlangen vermehrt

a. Die Antworten 1, 2 und 4 sind richtig.
b. Alle Antworten sind richtig.
c. Die Antworten 2 und 4 sind richtig.

Antwort: b

Platinum metallicum hat ein „gestörtes Gefühl für Proportionen" (Boger), das es mit Stramonium teilt.

Die allmähliche Zu- und Abnahme der Schmerzen ist ein wichtiges Symptom von Stannum metallicum.

Das vermehrte sexuelle Verlangen ist für einige andere Mittel ein charakteristisches Symptom: Nux vomica, Hyoscyamus niger, Phosphorus, Veratrum album, Staphysagria sind wesentliche Mittel für dieses Symptom.

Entfremdet von der Familie ist ebenfalls ein charakteristisches Symptom bei Sepia succus, es wird bei Boericke als „gleichgültig gegenüber den am meisten geliebten Personen" beschrieben.

Frage 1.198

Was macht das Barium-carbonicum-Kind typischerweise, wenn ein Fremder kommt?

Antwort:

- Es versteckt sich (hinter der Mutter).
- Es schaut weg.
- Es geht weg.
- Es hat eine Abneigung und Scheu gegen Fremde.
- Es ist schüchtern.

Boericke schreibt: „Besonders angezeigt im Kleinkindalter und im Alter. Dieses Mittel hilft bei skrofulösen Kindern, besonders wenn sie zwergenhaft sind, nicht wachsen und sich nicht entwickeln …" Die Kinder sind sehr kindlich und wirken je nach Alter auch geistig retardiert. Das gleiche Phänomen ist dann gegen Ende des Lebens im Alter bei Barium carbonicum zu beobachten.

Frage 1.199

Silicea terra und Ledum palustre sind sehr kalt (Mangel an Lebenswärme) und haben chronischen Rheumatismus der Füße, Gelenke und Fußsohlen, der sich nachts verschlimmert. Durch welche Modalitäten unterscheiden sich die beiden Mittel deutlich? Welche Aussagen stimmen?

a. Bettwärme verschlechtert, erleichtert durch Kälte
b. verlangt warm zugedeckt zu werden
c. Sonne verschlechtert
d. verlangt frische kühle Luft

Antwort: Ledum palustre a; Silicea terra b

a und b sind die richtigen Antworten. Diese Modalitäten sind hinweisend auf das jeweils ähnlichste Mittel. Von Silicea terra ist das Verlangen, sich warm einzuhüllen und eine Mütze zu tragen sowie die Unverträglichkeit von Luftzug das Entscheidende. Bei Ledum palustre ist die Abneigung gegen äußere Wärme trotz Frostigkeit der betroffenen Teile die auffallende Modalität.

Antwort: a, b

Das Symptom „Erwachen nach Mitternacht wie durch einen Schreck" finden wir im Zusammenhang mit den Herzbeschwerden bei Spongia tosta. Bei Spongia tosta „wallt es vom Herzen in der Brust heran, als wollte es nach oben ausbrechen" (Boericke).

Lachesis muta ist wichtig zu differenzieren, da Spongia tosta und Lachesis muta die Modalität „schläft in die Verschlimmerung hinein" teilen, und Lachesis muta ebenfalls an starken Herzbeschwerden und einem Zusammenschnürungsgefühl um das Herz leiden kann.

Frage 1.200

Welches Symptom, den Schlaf betreffend, gehört zu Spongia tosta?

a. Erwachen nach Mitternacht wie durch einen Schreck
b. schläft in die Verschlimmerung hinein
c. lautes Schnarchen
d. Lachen im Schlaf
e. Reden wie im Delirium mit geschlossenen Augen

Antwort: b

Das Symptom „streckt nachts die Füße aus dem Bett" ist ein wichtiges Symptom von Sulfur und steht aufgrund der Frostigkeit und den kalten Füßen im Widerspruch zu Silicea terra.

Frage 1.201

Welches Symptom passt am wenigsten zu Silicea terra?

a. große Erkältungsneigung, sehr verfroren
b. streckt nachts die Füße aus dem Bett
c. Verstopfung, Stuhl schlüpft zurück
d. eiskalte, schwitzige Füße
e. ärgerlich, eigensinnig

Antwort: a, b, d

Sepia succus hat zahlreiche Menstruationsbeschwerden. Mit Lilium tigrinum gemeinsam hat es das Gefühl, die Beckenorgane drängen heraus. Beide Mittel haben deshalb das Bedürfnis, die Organe mit den Händen zu halten.

Sepia succus hat zahlreiche Beschwerden während der Menstruation. Lippe hat „während der Menstruation Schwermut, Zahnschmerzen, Kopfschmerz, Nasenbluten und Wundheitsschmerz in den Gliedmaßen" beobachtet. G.H.G. Jahr ergänzt: „Schlaflosigkeit wegen Reißen im Rücken, Frost und Hitze mit Durst und schmerzhaften Zusammenziehen der Brust."

Wenn die Menses nur bei Bewegung fließt, dann ist das u.a. ein Hinweis auf Lilium tigrinum. Dieses Symptom wird von Boger und Boericke bei Lilium tigrinum gleichermaßen beschrieben.

Frage 1.202

Welche Symptome können bei Sepia-succus-Patientinnen während der Menstruation auftreten?

a. Senkungsgefühl der Beckenorgane
b. Zahnschmerzen während der Menses
c. Menses fließt nur bei Bewegung
d. Traurigkeit während der Menses

Frage 1.203

Antwort: b, c, e

Welche Symptome sind für Argentum nitricum zutreffend?

a. > fortgesetzte Bewegung
b. Höhenangst
c. Angst an engen Plätzen
d. > Wärme
e. > Kälte

Kommentar siehe Frage 1.104 und 1.193.

Frage 1.204

Antwort: b, c, d

Welche Symptome gehören typisch zu Apis mellifica?

a. Menses aussetzend, fließt dann wieder anfallsweise
b. Schwellung der Oberlider
c. Erstickungsgefühl im Hals
d. Wärme verschlechtert

Apis mellifica „wirkt auf das Zellgewebe, indem es Ödeme auf der Haut und Schleimhäute verursacht"(Boericke). Aus dieser Tatsache lassen sich die Symptome gut ableiten.

Es geht um ödematöse und exsudative Ergüsse, die sich in vielen Körperregionen zeigen können: Enge und Erstickungsgefühle im Hals, Schwellungen der Lider, der Beine, des Gesichtes, begleitet von einer Rötung und einem unerträglichen Hitzegefühl, das natürlich durch äußere Wärme noch weiter verschlechtert wird.

Die Empfindlichkeit auf Hitze finden wir auch bei Pulsatilla pratensis, ebenso die Schwellungen beispielsweise der Füße bei der Menses. Die wechselhafte Blutung ist ein Schlüsselsymptom für Pulsatilla pratensis, während Apis mellifica auch hier gestaut ist und eher zu einer Verminderung bis hin zu einem regelrechten Ausbleiben der Menses tendiert.

Frage 1.205

Antwort: Ledum palustre: Kälte verbessert; Hypericum perforatum: Kälte verschlechtert

Welchen Unterschied gibt es zwischen Ledum palustre und Hypericum perforatum hinsichtlich der Modalitäten bei Verletzungen der Füße durch Treten in einen Gegenstand?

2 Basiswissen

In diesem Kapitel haben wir Ihnen Fragen zu grundlegenden Themen zusammengestellt, die nach unserer Auffassung ein klassisch arbeitender Homöopath, gleich welcher Richtung, souverän beherrschen sollte. Es geht u.a. um das homöopathische Verständnis von Krankheit, Gesundheit und Heilungsverläufen, essenzielle homöopathische Grundprinzipien und natürlich auch therapeutische Aspekte.

Entsprechend beziehen sich viele Fragen auf die grundlegenden Werke Hahnemanns. Aber auch Aspekte der Kent'schen Homöopathie sind eingeflossen, da dessen Lehre die Homöopathie unserer Zeit doch wesentlich geprägt hat. Wegen der teils unterschiedlichen methodischen Ansätze wurde, sofern für die Beantwortung relevant, in den Fragen jeweils klargestellt, aus welcher Perspektive eine Frage zu beantworten ist, z.B. durch den Zusatz „aus Hahnemann'scher Sicht".

Fragen zur Miasmenlehre wurden auf die Aspekte beschränkt, die einen breiten Konsens in der Homöopathie darstellen. Spezifische Fragen zu diesem Thema, insbesondere die Zuordnung von Krankheitsbildern, Symptomen oder Arzneimitteln zu den Miasmen wurden wegen der unterschiedlichen Sichtweisen und mangelnder Verifizierung unterlassen.

Die Auswahl der Themenbereiche orientiert sich an den „Ausbildungsinhalten und Lernzielen" der SHZ, insbesondere an den Inhalten, die als prüfungsrelevant gekennzeichnet sind.

Bei der Gestaltung der Fragen haben wir den Schwerpunkt auf sog. „Verständnisfragen" und Fragen zu Gesamtzusammenhängen in der Homöopathie gelegt. Das reine Abfragen von Geburtsdaten, Fakten oder Paragrafen aus dem *Organon* haben wir vermieden. Fragen zu historischen Aspekten in der Homöopathie haben wir integriert, sofern sie dem Gesamtverständnis für die Entwicklung innerhalb der Homöopathie dienlich sind.

Primäres Ziel der Kommentare ist es auch hier, Lernimpulse oder Impulse für ein vertiefendes Quellenstudium zu geben. Im Wesentlichen wurden auch hier Basiswerke der Homöopathie herangezogen.

Wir wünschen Ihnen viel Freude beim Überprüfen Ihres homöopathischen Basiswissens.

Auch im Bereich Basiswissen wurden unterschiedliche Frageformen verwendet. Lesen Sie hierzu auch die Einleitung zum Kap. „Materia medica".

Zwei Beispiele:

Kombinationsfrage

Was ist laut Hahnemann für akute Krankheiten zutreffend?

1. Akute Krankheiten sind oftmals nur vorübergehende Aufloderungen der latenten Psora.
2. Akute Krankheiten können durch psychische Belastung ausgelöst werden.
3. Akute Krankheiten werden meist durch Impfung ausgelöst.
4. Akute Krankheiten sind immer epidemisch.
5. Akute Krankheiten können durch Erkältung, Erhitzung, Überheben oder psychische Eindrücke ausgelöst werden.

a. Die Antworten 1, 2, 3 und 4 sind richtig.
b. Die Antworten 1, 2 und 5 sind richtig.
c. Nur die Antworten 3 und 4 sind richtig.
d. Nur die Antworten 1 und 5 sind richtig.
e. Die Antworten 1, 2, 3 und 5 sind richtig.

Antwort: b

Zuordnungsfrage mit einer oder mehreren richtigen Antworten

Was sind praktische Beispiele für Symptome, die den Anforderungen von *Organon*, § 153 (auffallend, sonderlich, ungewöhnlich, eigenheitlich) entsprechen?

a. Zahnschmerzen besser durch Kauen
b. Haargefühl auf der Zunge
c. Wundschmerz nach Verletzung
d. Masern mit Exanthem
e. Frost wird besser durch Abdecken und Entblößen
f. Schmerzen bei Schleimbeutelentzündung werden schlimmer durch Bewegung und Belastung

Antwort: a, b, e

Krankheit und Gesundheit

Antwort: b

Geistes- und Gemütskrankheiten sind mit Hilfe der Homöopathie zwar schwierig zu behandeln, weil sie oft wenig individuelle Symptome zeigen (einseitige Krankheiten), aber eine kunstgerechte homöopathische Behandlung kann sie dennoch heilen. Eine Psychotherapie in unserem Sinne war zur Zeit der Entstehung des *Organon* noch nicht bekannt. Sie *kann* jedoch auch in Hahnemanns Sinn als förderliche Begleitung angesehen werden, wenn man in Betracht zieht, welchen Stellenwert er selbst therapeutischen Gesprächen in der Behandlung des geisteskranken Klockenbring gegeben hat. Hahnemann hat sich als Pionier einer modernen, humanen Psychiatrie und Psychotherapie gezeigt.

Zu den Geistes- und Gemütskrankheiten siehe auch die Kommentare zu den Fragen 2.1.15 und 2.1.32.

Frage 2.1.1

Welche der folgenden Aussagen zu Geistes- und Gemütskrankheiten im Sinne des *Organon* ist (sind) richtig?

a. Sie sind leicht zu behandeln, weil man meist nur Symptome aus einem Bereich hat.
b. Sie zählen größtenteils zu den einseitigen Krankheiten und sind schwierig zu behandeln.
c. Nach heutiger Auffassung *muss* begleitend eine Psychotherapie stattfinden.

Frage 2.1.2

Wie definiert man in der Klassischen Homöopathie den Begriff „Krankheit"?

a. Abwesenheit von gesunder Lebensfreude
b. Störung des Säure-Basen-Haushalts
c. Verstimmung der Lebenskraft
d. Auftreten von Symptomen

Nach dem homöopathischen Krankheitsverständnis geht jede Krankheit aus einer Verstimmung der Lebenskraft (Dynamis) hervor. Im *Organon*, § 11 und § 12 erläutert Hahnemann, dass die Krankheitssymptome eine Folge dieser Verstimmung sind. Das gilt gleichermaßen für körperliche wie für geistig-seelische Symptome.

Frage 2.1.3

Welches sind Merkmale der Homöopathie nach Hahnemann?

a. Anwendung der Arzneien nach dem Simile-Prinzip
b. Verabreichung von Einzelarzneien
c. Arzneiprüfung am Gesunden
d. Anwendung nach dem Contraria-Prinzip
e. Verabreichung nur von Globuli
f. Verwendung dynamisch wirkender Arzneistoffe
g. Das Wissen über die Wirkung der Arznei beruht auf einer Arzneimittelstudie mit Doppelblindversuch.

Kennzeichen der Homöopathie ist die Anwendung eines einzelnen, dynamisch wirkenden Arzneistoffs nach der Ähnlichkeit seiner charakteristischen Symptome aus Arzneimittelprüfungen am Gesunden. Die Symptome der Arzneimittelprüfung werden mit den charakteristischen Symptomen des Kranken verglichen und dem entsprechenden Einzelmittel zugeordnet.

In der Vorrede zur 6. Auflage des *Organon*, 4. Absatz („daher bedient sie sich zum Heilen bloß solcher Arzneien, deren Vermögen das Befinden (dynamisch) zu verändern und umzustimmen, ...") erläutert Hahnemann das für die Homöopathie entscheidende Wirkprinzip, auf das er in § 16 erneut eingeht. Was auf der Ebene der Dynamis gestört wurde, kann nur auf der gleichen Ebene, also dynamisch, wieder geheilt werden. Meistens findet eine solche homöopathische Heilung auch mit Hilfe dynamisierter (=potenzierter) Arzneistoffe statt, dies ist jedoch nicht zwingend notwendig, sondern kann auch durch eine Urtinktur geschehen, sogar unbeabsichtigt.

2

Antwort: a, b, d, f

Im *Organon*, §§ 9–18 beschreibt Hahnemann sein Verständnis von der Lebenskraft. Der zentrale Aspekt der Lebenskraft (oder Dynamis) ist „das immaterielle Wesen, das den materiellen Organismus im gesunden und kranken Zustand belebt, verleiht ihm Empfindung und bewirkt seine Lebensverrichtungen".

In diesem Sinne heißt es in § 11, die Lebenskraft sei ein unsichtbares Kraftwesen und bloß an seinen Wirkungen, also den Krankheitssymptomen erkennbar.

Dass die Lebenskraft eine miasmatische, d.h. chronische Erkrankung prinzipiell nicht von sich aus zu heilen vermag, erläutert Hahnemann in § 72 und § 78. Hier definiert er den Begriff der chronischen Krankheit gerade als eine solche, die von der Lebenskraft nicht beseitigt werden kann.

Frage 2.1.4

Was gilt nach Hahnemann für die Lebenskraft?

a. Die Lebenskraft ist geistartig und belebt unumschränkt den materiellen Organismus.

b. Die Lebenskraft ist im Organismus überall anwesend und selbsttätig.

c. Die Lebenskraft kann ein chronisches Miasma selbsttätig heilen.

d. Die Lebenskraft gibt ihre Verstimmung durch Symptome zu erkennen.

e. Wenn der Mensch erkrankt, sind zunächst die peripheren Teile und bei Fortschreiten dann die Dynamis betroffen.

f. Hahnemann nannte die Lebenskraft auch Dynamis oder Lebensprinzip.

Antwort: a, c, e

Hahnemann beschreibt im *Organon*, § 26 die Löschung einer schwächeren Krankheit durch eine stärkere, wenn diese sich ähnlich sind. Das Gleiche passiert, wenn stärkere, nach dem Ähnlichkeitsgesetz gewählte Arzneien angewendet werden (§ 27). In diesem Fall löscht eine Kunstkrankheit die ähnliche natürliche Krankheit.

Frage 2.1.5

Welche Aussagen zu natürlichen Krankheiten und Kunstkrankheiten im Sinne Hahnemanns sind richtig?

a. Eine natürliche Krankheit entsteht durch die dynamische Verstimmung der Lebenskraft.

b. Eine natürliche Krankheit wird allein durch Verkühlung oder Durchnässung verursacht.

c. Eine künstliche Krankheit entsteht durch Einwirkung einer Arznei.

d. Eine künstliche Krankheit ist gleichbedeutend mit Hypochondrie.

e. Eine natürliche Krankheit wird durch eine stärkere ähnliche Kunstkrankheit geheilt.

Frage 2.1.6

Wo liegen die Grenzen der Homöopathie?

a. Wenn die Lebenskraft schwach
    ist, ist Homöopathie kontra-
    indiziert.
b. Bei irreversiblen Organschä-
    den kann die Homöopathie nur
    noch palliativ eingesetzt wer-
    den.
c. Bei fortgesetzten krankheitsun-
    terhaltenden Umständen kann
    die Homöopathie nicht oder
    kaum dauerhaft kurieren.
d. Homöopathie hilft in allen
    Lebens- und Krankheitslagen.

Frage 2.1.7

Bei welcher der folgenden Krank-
heitsverläufe ist von einer Unterdrückung auszugehen?

a. Nachdem bei einem Schnupfen
    z.B. häufig Natrium muriaticum
    symptomatisch verordnet wur-
    de, hat der Patient im Follow-
    up keinen Schnupfen mehr, aber
    die Nasenschleimhaut ist sehr
    trocken und die Augen schmer-
    zen.
b. Nachdem bei einem Schnupfen
    Natrium muriaticum verordnet
    wurde, hat der Patient im Fol-
    low-up keinen Schnupfen mehr,
    aber eine Blasenentzündung,
    die er bis vor 5 Jahren sehr häu-
    fig hatte.
c. Nachdem ein Mittel bei hohem
    Fieber verordnet wurde, sinkt
    das Fieber schnell, aber die
    Benommenheit nimmt zu.
d. Nachdem ein Mittel bei hohem
    Fieber verordnet wurde, steigt
    das Fieber noch etwas an, aber
    die Ansprechbarkeit bessert
    sich und der Patient beginnt zu
    schwitzen.

Für die Beurteilung eines Heilungsverlaufs ist die Hering'sche
Regel eine gute Richtschnur. Verläuft also die Heilung unter Besserung zentralerer Beschwerden (Benommenheit, Ansprech-
barkeit), so muss manchmal eine Verschlechterung peripherer
Beschwerden (Schnupfen, Fieber, Hauterscheinungen) hinge-
nommen werden, da eine solche Erstreaktion meist eine beginnende Heilung anzeigt.

Das Stagnieren von Ausscheidungen (Schnupfen, Schweiß, etc.)
weist oft auf eine Unterdrückung hin, besonders wenn es mit
einer Verschlechterung des Allgemeinbefindens einhergeht.
Hingegen ist die vorübergehende Wiederkehr alter Symptome
(hier: Blasenentzündung) nach Hering oft Zeichen eines günstigen Verlaufs.

Antwort: a, b, d

Zu den krankheitsunterhaltenden Ursachen siehe auch Kommentar zu Frage 2.1.10, 2.1.22, 2.1.26.

Frage 2.1.8

Was sind mögliche Auslöser akuter Krankheiten?

a. psychische Erregung
b. Umwelteinflüsse
c. In der Homöopathie kennt man keinen Auslöser für eine akute Krankheit.
d. Ansteckung mit einem akuten Miasma
e. Mangel an Bewegung
f. Verkomplizierung von Psora mit Syphilis

Antwort: d, e

Im Falle der drei günstig zu beurteilenden Verläufe verschwinden zentrale Körperbeschwerden zugunsten von peripheren. Hingegen entstehen bei den beiden ungünstig zu beurteilenden Fällen an Stelle von relativ ungefährlichen, randständigen körperlichen Beschwerden Gemütssymptome, also zentrale Störungen.

Schlaf, Gedächtnis, Lebensfreude sind als wesentliche und zentrale Funktionen des Organismus anzusehen.

Frage 2.1.9

Welche Verläufe deuten auf einen ungünstigen Therapieverlauf nach der Mittelgabe hin?

a. Periodische Kopfschmerzen verschwinden, es entsteht eine juckende Hautrötung an den Beinen.
b. Chronische Magenschmerzen verschwinden, der Patient bekommt einen vorübergehenden Durchfall.
c. Eine Myokarditis verschwindet, der Patient bekommt eine akute Arthritis.
d. Starke Gelenkschmerzen verschwinden, der Patient wird appetitlos, lustlos, ist ohne Freude, hat einen unruhigen, unerquicklichen Schlaf.
e. Die Hautausschläge werden weniger, jucken nicht mehr, aber der Patient wird zunehmend vergesslicher.

Frage 2.1.10

Was ist nach Hahnemann für akute Krankheiten zutreffend?

1. Akute Krankheiten sind oftmals nur vorübergehende Aufloderungen der latenten Psora.
2. Akute Krankheiten können durch psychische Belastung ausgelöst werden.
3. Akute Krankheiten werden meist durch Impfung ausgelöst.
4. Akute Krankheiten sind immer epidemisch.
5. Akute Krankheiten können durch Erkältung, Erhitzung, Überheben oder psychische Eindrücke ausgelöst werden.

a. Die Antworten 1, 2, 3 und 4 sind richtig.
b. Die Antworten 1, 2 und 5 sind richtig.
c. Die Antworten 3 und 4 sind richtig.
d. Nur die Antworten 1 und 5 sind richtig.
e. Die Antworten 1, 2, 3 und 5 sind richtig.

Antwort: b

Dass akute Krankheiten durch physische Reize wie auch durch „psychische Erregungen, Affecte u.s.w." veranlasst sein können, erläutert Hahnemann im *Organon*, § 73. Gleichzeitig weist er darauf hin, dass es sich dabei meist nur um „überhingehende [vorübergehende] Aufloderungen latenter Psora" handelt. Epidemische Krankheiten sind dabei eine mögliche Variante akuter Krankheiten. Keinesfalls aber sind akute Krankheiten immer epidemischer Natur. Zur Bedeutung von Impfungen gibt es unterschiedliche Auffassungen in der Homöopathie. Für Hahnemann spielten sie im Zusammenhang mit akuten Krankheiten jedenfalls keine Rolle.

Zu den akuten Krankheiten siehe auch Kommentar zu Frage 2.1.26.

2

Antwort: a, b, e, f

Hahnemann erläutert seine Auffassung der von ihm so benannten „einseitigen Krankheiten" im *Organon,* §§ 172–184. Der Begriff hat mit den Körperseiten nichts zu tun, sondern bezieht sich auf die eingeschränkte Totalität der Symptome. Ein solcher Mangel an individuellen und wahlanzeigenden Symptomen erfordert eine besondere Strategie der homöopathischen Behandlung, wie Hahnemann sie in den genannten Paragrafen erläutert. So geht Hahnemann z.B. davon aus, dass in diesen Fällen auch eine „unvollkommene homöopathische Arznei" in der Lage sein kann, neue, wahlanzeigende Symptome hervorzubringen.

Frage 2.1.11

Was ist typisch für einseitige Krankheiten nach Hahnemann?

a. Es sind Krankheiten mit nur einem oder ein paar Hauptsymptomen, die den Rest der Symptomatik verdunkeln.

b. Nach der Gabe eines gut gewählten Mittels bei einer „einseitigen Krankheit" können Beschwerden erscheinen, die der Kranke bis dahin gar nicht oder nicht deutlich wahrgenommen hat.

c. Es sind Krankheiten, die nur auf einer Seite vorkommen, wie Halbseitenlähmung usw.

d. Es sind Krankheiten mit Symptomen, die ein typisches Rechts- oder Links-Seitenmittel verlangen.

e. Geistes- und Gemütskrankheiten können zu den sog. einseitigen Krankheiten gehören.

f. Einseitige Krankheiten gehören überwiegend zu den chronischen Krankheiten.

Antwort: a

Welche schädlichen Folgen eine äußerliche Behandlung lokaler Symptome hat, wird im *Organon,* § 202 ff. beschrieben. Hahnemann bezeichnet dies sogar als eine der „verbrecherischsten Handlungen". Das Lokalübel dient der „Beschwichtigung" und eine Lokalbehandlung treibt das Geschehen „in den Körper oder auf die Nerven zurück". Der Zeitraum, in dem neue Symptome auftauchen, ist individuell sehr unterschiedlich.

Frage 2.1.12

Was geschieht nach Hahnemann, wenn ein äußeres Lokalübel z.B. weggeschnitten wird?

a. Die Natur ersetzt es, indem es das innere Leiden erweckt.

b. Mit dem Wegschneiden ist die Lebenskraft beschwichtigt.

c. Es folgt innerhalb weniger Tage ein neues Symptom.

Frage 2.1.13

Was ist nach Hahnemanns Aussagen zutreffend für die Lebenskraft?

a. Wenn der Mensch erkrankt, ist die Lebenskraft durch einen lebensfeindlichen Einfluss verstimmt.
b. Die Lebenskraft entspricht dem Unbewussten des Menschen und kann durch Hypnose aktiviert werden.
c. Eine krankhaft verstimmte Lebenskraft kann durch die geistartige Arznei zur Gesundheit zurückgeführt werden.
d. Die Krankheitssymptome sind Ausdruck der verstimmten Lebenskraft.
e. Wenn der Mensch im Rahmen einer Epidemie erkrankt, sind die Symptome auf mikrobielle Einwirkung zurückzuführen, in allen anderen Fällen ist die Verstimmung der Lebenskraft die Ursache.
f. Die Lebenskraft ist im Organismus überall anwesend und selbsttätig.

Antwort: a, c, d, f

Zu den hier richtigen Aussagen, siehe die Erklärungen zu Frage 2.1.4 und *Organon*, § 10, § 11, § 16.

Der Begriff des Unbewussten ist erst lange nach Hahnemann entstanden (G. Groddeck, S. Freud, C.G. Jung) und hat für diesen noch keine Rolle spielen können. Auch die Mikroben-Theorie ist späteren Datums, wiewohl Hahnemann die Existenz von krankheitserregenden Kleinstlebewesen angenommen hat.

2

Antwort: a, c, e

Auch wenn die Symptome eines Lokalübels sich nur an den äußeren Teilen des Körpers zeigen, so ist doch immer der gesamte Organismus erfasst. Hahnemann schreibt hierzu im § 204: „Jedes dieser Miasmen war schon im Besitze des ganzen Organismus, und hatte ihn schon in allen seinen Theilen durchdrungen, ehe dessen primäres, stellvertretendes und den Ausbruch verhütendes Local-Symptom [...] zum Vorschein kam."

Bezüglich der Bewertung in der Repertorisation sind Lokalübel nicht per se hoch zu bewerten. Entscheidend sind in dieser Frage allein die Kriterien des § 153. In der Kent'schen Homöopathie nehmen Lokalsymptome den geringsten Rang bei der Hierarchisierung ein.

Weitere Kommentare zu Lokalübeln: Fragen 2.1.12, 2.1.21, 2.1.24.

Frage 2.1.14

Welche der folgenden Aussagen treffen auf „Lokalübel" zu?

a. Lokalübel sind Veränderungen und Beschwerden an den äußeren Teilen des Körpers.

b. Bei den Lokalübeln sind ausschließlich die betreffenden Stellen erkrankt, ohne dass der übrige Körper daran Anteil nimmt.

c. Lokalübel erscheinen dann, wenn das Miasma den Organismus ganz durchdrungen hat.

d. Bei der Repertorisation chronischer Erkrankungen werden Lokalübel hoch bewertet.

e. Wenn alte Lokalübel während einer Behandlung wieder auftreten, nimmt die Heilung den richtigen Verlauf.

Antwort: a, b, d, f

Im *Organon,* § 225 stellt Hahnemann seine Theorie dar, dass Geisteskrankheiten meist aus körperlichen Ursachen entstünden, manchmal aber auch „vom Gemüte aus". In gleichem Sinne äußert er sich im § 215, wo er die Geisteskrankheiten sogar als ein Lokalübel der Geistes- und Gemütsorgane darstellt.

Daraus ergibt sich, wie er in § 217 erläutert, dass auch bei der Behandlung der Gemütskrankheiten die beobachtbaren Körper- und Gemütssymptome gleichermaßen festzuhalten und zur Mittelwahl heranzuziehen sind.

Zur Frage der „einseitigen Erkrankungen" siehe Kommentar zu Frage 2.1.11.

Frage 2.1.15

Welche Aussagen treffen auf Geistes- und Gemütskrankheiten nach Hahnemann zu?

a. Sie gehören größtenteils zu den „einseitigen Krankheiten".

b. Bei der chronischen Behandlung der Geistes- und Gemütskrankheiten sollen für die Mittelwahl die Symptome der vorausgegangenen Körperkrankheit mit einbezogen werden.

c. Echte Geistes- und Gemütskrankheiten sind immer hereditär (erblich).

d. Geistes- und Gemütskrankheiten sind meist aus Körperkrankheiten entstanden.

e. Nach erfolgreicher Behandlung der akuten Erscheinungen einer Geistes- und Gemütskrankheit ist der Patient als geheilt zu betrachten.

f. Hahnemann sieht Geistes- und Gemütskrankheiten analog zu Lokalübeln, aber eben auf der Gemütsebene.

Frage 2.1.16

Nicht zu den echten chronischen Krankheiten zählt Hahnemann solche, die aus folgenden Ursachen heraus entstanden sind:

1. lang andauernder Verdruss
2. Wohnen in feuchten Gegenden und Wohnungen
3. ungesunde Lebensweise und Missbrauch von Alkohol
4. anhaltender Schlafmangel
5. sitzende Lebensweise und Mangel an Bewegung
6. Mangel an Hygiene

a. Alle Antworten sind richtig.
b. Nur Antwort 1 ist richtig.
c. Die Antworten 1, 2, 3, 4 und 6 sind richtig.
d. Die Antworten 1, 2, 3, 4 und 5 sind richtig.
e. Nur Antwort 5 ist richtig.

Homöopathische Therapie ist mehr als die Verschreibung von Arzneien! Im *Organon,* § 77 werden Störfaktoren aus verschiedensten Lebensbereichen aufgezählt, die die Gesundheit untergraben können. Hahnemann nennt z.B. psychische Belastungen, die Lebensweise und umweltbedingte Störungen. Die Folgen dieser Störfaktoren sind nach seiner Lehre keine chronischen Krankheiten.

Frage 2.1.17

Welche Aussage(n) ist (sind) richtig?

Der veränderte Geistes- und Gemütszustand ist …

a. häufig ausschlaggebend, um ein passendes Mittel zu finden.
b. immer entscheidend für die Mittelfindung.
c. nicht wichtig, weil Hahnemann ihn in der *Reinen Arzneimittellehre* erst am Schluss eines jeden Arzneimittels aufgezählt hat.
d. nicht gleichzusetzen mit echten Geistes- und Gemütskrankheiten.

In der Homöopathie wird zwischen Geistes- und Gemütskrankheiten als sog. „einseitigen Krankheiten" (siehe hierzu auch die Fragen 2.1.15 und 2.1.1) und veränderten Geistes- und Gemütszuständen, wie sie im Zuge „normaler" Erkrankungen auftreten können, unterschieden (*Organon,* § 210). In § 210 ff. wird deutlich, dass es dabei immer nur um die Veränderungen im Geistes- und Gemütszustand geht. Grundsätzlich gibt auch Hahnemann diesen Veränderungen einen hohen Stellenwert (§ 211, § 213). Für die Auswahl der Symptome zur Mittelfindung gilt in jedem Fall die Aussage des § 153: So kann ein sehr auffälliges Lokalsymptom durchaus bedeutsamer sein als ein eher allgemeines Gemütssymptom.

Antwort: a

Im *Organon*, § 231 bestimmt Hahnemann die Wechselkrankheiten als „die große Zahl der Wechselfieber und die wechselfieberartig zurückkehrenden, fieberlos scheinenden Beschwerden – als auch die, worin gewisse Krankheitszustände in unbestimmten Zeiten mit Krankheitszuständen andrer Art abwechseln" und führt für die Letzteren den zusätzlichen Begriff der „alternirenden Krankheiten" ein (§ 232).

Antwort: a, b, d

Das Erkennen und Beheben krankheitsunterhaltender Ursachen (*Organon*, § 7) ist heute ebenso wichtig wie zu Hahnemanns Zeit. Siehe hierzu auch *Organon*, § 77, § 252.

Zu Lokalbehandlungen siehe Kommentare zu den Fragen 2.1.12 und 2.1.24.

Frage 2.1.18

Was sind Wechselkrankheiten?

1. immer wieder in bestimmten Abständen erscheinende Krankheiten, mit oder ohne Fieber, die in Zeiten des scheinbaren Wohlbefindens erscheinen und nach einer bestimmten Zeit wieder vergehen
2. alternierende Krankheiten, es können zwei oder sogar drei verschiedene Zustände abwechseln
3. Hahnemann hat nie von Wechselkrankheiten, sondern nur vom Wechselfieber gesprochen.

a. Die Antworten 1 und 2 sind richtig.
b. Nur Antwort 1 ist richtig.
c. Nur Antwort 2 ist richtig.
d. Nur Antwort 3 ist richtig.
e. Keine Antwort ist richtig.

Frage 2.1.19

Was darf und sollte nach Hahnemann ein homöopathischer Behandler tun?

a. Hinwegräumen der Heilungshindernisse, z.B. duftende Blumen im Zimmer
b. Entfernen eines Splitters aus der Hornhaut
c. Wegschneiden von Warzen und Muttermalen
d. Abbinden einer verletzten Arterie
e. Abdecken von Hautausschlägen mit Zinksalben

Frage 2.1.20

Wie geht der Homöopath bei Epidemien vor?

a. Hier braucht man keine lange Anamnese, es gibt klassische Mittel wie Belladonna für Scharlach, Pulsatilla pratensis für Masern, Drosera rotundifolia für Keuchhusten usw.
b. Man erhebt eine sorgfältige Anamnese; nach mehreren Fällen kann man eventuell ein oder mehrere Epidemiemittel finden, die für diese Epidemie allgemein wirken.
c. Man gibt immer zuerst das Konstitutionsmittel des Patienten.

Antwort: b

Hahnemann beschreibt die Vorgehensweise bei Epidemien im *Organon,* §§ 100–102. Eine Verschreibung allein nach dem Namen der Krankheit schließt er auch in diesem Fall aus.

Frage 2.1.21

Welche Aussage(n) ist (sind) richtig?

Ein „Lokalübel" (ohne äußere Einwirkung entstanden) …

a. zeigt, dass nur der äußere Teil erkrankt ist.
b. entsteht von sich aus ohne Anteil des gesamten Organismus.
c. ist Ausdruck der gesamten Krankheit.
d. kann ohne Verstimmung der Lebenskraft entstehen und sich verschlimmern.
e. dient der Beschwichtigung des Miasmas.

Antwort: c, e

Im *Organon,* § 185 ff. beschäftigt sich Hahnemann ausführlich mit den „Localübeln" und deren Behandlung. So stellt er im § 189 ergänzend zum § 11 klar, dass nie isoliert von der Lebenskraft ein Lokalsymptom entstehen kann. Die Funktion eines Lokalübels ist, wie er im § 201 ausführt, „das innere Leiden zu beschwichtigen". Dieses innere Leiden ist, wie er weiter ausführt, miasmatischen Ursprungs.

Antwort: b, c

Im *Organon*, § 72 beschreibt Hahnemann, dass akute Krankheiten „in mehr oder weniger kurzer Zeit zu beendigen geeignet sind".

Dass die Reaktionen der Lebenskraft auch bedrohlich werden können, erläutert er z.B. in der Fußnote zu *Organon*, § 22 Organon: „...oft mit den größten Aufopferungen, oder unter Zerstörung des Lebens selbst."

Zur Lokalbehandlung siehe auch Frage 2.1.12.

Antwort: c

Die Bezeichnung „palliativ" ist keine spezifisch homöopathische, sondern gilt für medizinische und pflegende Maßnahmen allgemein als Gegensatz zur „kurativen" Maßnahme, die zur Heilung führen oder beitragen soll.

Es hat sich eingebürgert, den Begriff „palliative Medizin" besonders in der Hospizarbeit, also der Begleitung unheilbar Kranker für die Linderung ihrer Beschwerden zu verwenden. Die Wortbedeutung ist aber breiter und wird im Rahmen der Homöopathie auch in der offeneren Bedeutung verwendet.

Im Rahmen einer homöopathischen Behandlung ist besonders zu berücksichtigen, dass eine „palliative" Maßnahme in einem Prozess, der noch zur Gesundheit führen könnte, zu einer Unterdrückung führen kann, die unbedingt zu vermeiden ist.

Frage 2.1.22

Welche Aussagen zu akuten Krankheiten sind zutreffend?

a. Bei akuten Krankheiten tritt eine Heilung nur ein, wenn homöopathisch behandelt wird.
b. Die Reaktionen der Lebenskraft können den Kranken sogar töten.
c. Während einer akuten Erkrankung treten die Symptome einer chronischen Krankheit oft in den Hintergrund.
d. Bei akuten Krankheiten ist es grundsätzlich erlaubt, lokale Behandlungen durchzuführen.

Frage 2.1.23

Was bedeutet „palliatives Arzneimittel"?

a. ein Arzneimittel, das häufig gebraucht wird
b. ein Arzneimittel, zu dem viele Erfahrungen am Krankenbett vorliegen
c. ein Arzneimittel, das nur Linderung bringt, aber keine Heilung bewirkt
d. ein Arzneimittel, das die Heilung zu Ende führt

Frage 2.1.24

Welche Aussagen zur äußerlichen homöopathischen Behandlung von Lokalübeln sind nach dem *Organon* richtig?

a. Hahnemann empfiehlt grundsätzlich, das Arzneimittel innerlich zu geben und zusätzlich auf der kranken Stelle einzureiben oder aufzulegen.
b. Grundsätzlich gilt: Weder bei akuten noch bei schon lange bestehenden örtlichen Übeln empfiehlt er, ein äußeres Mittel auf diese aufzulegen oder einzureiben.
c. Äußere Anwendungen mit der auch innerlich gegebenen Arznei führen in der Regel zu starken Erstverschlimmerungen.
d. Lediglich bei der Behandlung von alten Feigwarzen hat Hahnemann zusätzlich die lokale Anwendung des innerlich gegebenen homöopathischen Mittel empfohlen.

Antwort: b,

Eine gleichzeitige lokale Behandlung mit demselben homöopathischen Mittel birgt die Gefahr, dass der Verlauf schwerer zu beurteilen ist, weil das Lokalsymptom vor dem inneren Leiden verschwindet (§ 197). Gleiches gilt für die „bloß örtliche" Anwendung homöopathischer Mittel (§ 198).

Die einzige Ausnahme finden wir in der Fußnote zum § 282: „... die Feigwarzen aber, wenn sie schon eine Zeit lang unbehandelt dastanden, auch die äußere Auflegung ihrer specifischen, zugleich innerlich angewendeten Arzneien, zur vollkommnen Heilung nöthig haben."

Frage 2.1.25

Welche Wirkung hat nach Hahnemann das Aufeinandertreffen zweier unähnlicher Krankheiten, wenn die neu hinzutretende Krankheit stärker ist?

(max. 30 Wörter)

Antwort:

Die alte Krankheit wird suspendiert, d.h., sie wird zeitweilig aufgehoben, bis die neue Krankheit geheilt oder verflossen ist. Danach kommt die alte Krankheit ungeheilt wieder hervor.

Hahnemann beschreibt diese Situation ausführlich im *Organon*, § 38 und nennt zahlreiche praktische Beispiele.

...tion" (lat.: *exacerbatio* von *exacerbare* = ...teht man das schubweise Auftreten von ...onischen Krankheiten. Siehe hierzu *Orga-* ...e 2.1.10.

...it" spricht man in der Homöopathie, wenn wa... ...chronischen Kur eine akute Krankheit auftritt. In diesem ... wird die chronische Kur unterbrochen und der akute Zustand häufig mit apsorischen Arzneien behandelt.

Die strikte Hierarchisierung der Symptome nach Lokal-, Allgemein- und Gemütssymptomen geht auf J. T. Kent zurück. Allerdings nehmen die Lokalsymptome bei ihm den geringsten Rang in der Hierarchie ein. Hahnemann hat keine so strikte Abgrenzung vorgenommen.

Zu den akuten Krankheiten siehe auch Kommentar zu Frage 2.1.22.

Antwort:

Nach Hahnemann führt dies zu einer Verkomplizierung der miasmatischen Situation. Im Körper können zwei oder mehrere Miasmen zugleich wirksam sein und ihre jeweiligen Symptome hervorrufen. (*Organon* § 40)

Antwort:

Siehe Kommentar zu Frage 2.1.2.

Frage 2.1.26

Was ist zutreffend für akute Krankheiten?

a. Eine akute Krankheit kann auch eine Exazerbation (Verschlimmerung) der chronischen Krankheit sein.

b. Eine akute Krankheit kann interkurrent (zwischendurch) bei der Behandlung einer chronischen Krankheit auftreten.

c. Tritt bei einer akuten Krankheit ein Hautausschlag auf, ist das immer ein gefährliches Zeichen.

d. Bei einer akuten Krankheit sind die Lokalsymptome wichtiger als die Allgemein- und Gemütssymptome.

Frage 2.1.27

Welche Wirkung hat nach Hahnemann das Aufeinandertreffen zweier unähnlicher miasmatischer Krankheiten, wenn die neu hinzutretende Krankheit „langwierig auf den Organismus einwirkt"?

(max. 30 Wörter)

Frage 2.1.28

Was ist Krankheit im homöopathischen Sinne?

Frage 2.1.29

In Gegensatz zu den echten natürlichen chronischen Krankheiten (§ 78) verwendet Hahnemann den Begriff „Krankheiten durch vermeidbare Schädlichkeiten" (§ 77). Welche Schädlichkeiten nennt Hahnemann?

a. Beschwerden durch steten Verdruss
b. Beschwerden durch Ansteckung während einer Epidemie
c. Wohnen in feuchten Räumen
d. Mangel an Bewegung
e. anhaltende Entbehrungen
f. Ansteckung mit einem Miasma

Antwort: a, c, d, e

Krankheiten, die durch äußere Lebensumstände erzeugt und unterhalten werden, sind strikt von den natürlichen Krankheiten zu unterscheiden. Hahnemann bezeichnet diese im *Organon* § 77 als „uneigentlich" oder als „Ungesundheiten". Sie vergehen bei gebesserter Lebensweise von allein, sofern nicht ein chronisches Miasma vorhanden ist.

Frage 2.1.30

Wodurch kann eine Unterdrückung herbeigeführt werden?

1. Auftragen von Cortisonsalben auf Hautausschläge
2. Auftragen von Zinksalben auf Windeldermatitis
3. Wegoperieren von Warzen
4. langwierige Behandlung mit unhomöopathischen Potenzen
5. Schwefelanwendungen bei Hautausschlägen

a. Keine der Antworten ist richtig.
b. Alle Antworten sind richtig.
c. Die Antworten 1, 2 und 3 sind richtig.
d. Die Antworten 3, 4 und 5 sind richtig.
e. Nur Antwort 3 ist falsch.

Antwort: b

Die Beseitigung von Hauterscheinungen durch jedwede unhomöopathische Anwendung kann eine „Unterdrückung" im homöopathischen Sinne bedeuten. Eine Unterdrückung kann aber nicht nur durch allopathische Anwendungen, sondern ebenso durch falsch gewählte homöopathische Mittel ausgelöst werden.

Weitere Kommentare zu Lokalübeln/Lokalanwendungen: Fragen 2.1.12, 2.1.14, 2.1.21, 2.1.24.

Frage 2.1.31

Geben Sie die sog. „Hering'sche Regel" zur Beurteilung des Heilungsverlaufes sinngemäß wieder!

Antwort:

Die Veränderung der Symptome im Heilungsprozess sollen von oben nach unten oder von innen nach außen gehen. Ebenso können die Symptome in umgekehrter Reihenfolge auftreten, analog dazu wie die Krankheit ursprünglich fortgeschritten oder verlaufen ist.

▶

Die „Hering'sche Regel" geht in der bekannten Form nicht wirklich auf Constantin Hering zurück, sondern wurde erstmals von J.T. Kent als Gesetz postuliert. Im Kern lässt sich die Regel aus den *Chronischen Krankheiten* Hahnemanns ableiten.

Antwort: a, b

Die hier genannten Aussagen trifft Hahnemann im *Organon*, §§ 180–183. Siehe auch den Kommentar zu Frage 2.1.11.

Geistes- und Gemütskrankheiten gehören gleichermaßen zu den einseitigen Krankheiten. Siehe hierzu auch die Kommentare zu den Fragen 2.1.1 und 2.1.15.

Frage 2.1.32

Welche der folgenden Aussagen zu einseitigen Krankheiten nach Hahnemann sind richtig?

a. Wenn bei der homöopathischen Behandlung einseitiger Krankheiten Nebenbeschwerden auftreten, sind es meist nur Symptome, die ohnehin zur Krankheit gehören. Die Symptome wurden nur durch das Mittel hervorgelockt.
b. Bei einer einseitigen Krankheit leistet das nicht so gut gewählte Mittel trotzdem gute Dienste, weil sich daraufhin häufig klare Symptome zeigen, die dann zum treffenden Arzneimittel führen können.
c. Die Kinderkrankheiten ordnet Hahnemann den einseitigen Krankheiten zu, weil sie selten individuelle Symptome bilden.
d. Einseitige Krankheiten findet man nur auf der körperlichen Ebene.

Arzneiwirkungs- und Symptomenlehre

Frage 2.2.1

Was sind praktische Beispiele für Symptome, die den Anforderungen des *Organon*, § 153 (auffallend, sonderlich, ungewöhnlich, eigenheitlich) entsprechen?

a. Zahnschmerzen besser durch Kauen
b. Haargefühl auf der Zunge
c. Wundschmerz nach Verletzung
d. Masern mit Exanthem
e. Frost wird besser durch Abdecken und Entblößen
f. Schmerzen bei Schleimbeutelentzündung werden schlimmer durch Bewegung und Belastung

Antwort: a, b, e

Als ungewöhnlich haben wir solche Symptome zu betrachten, deren Auftreten nicht schon aufgrund des üblichen Krankheitsverlaufs (Exanthem bei Masern) oder der normalen Körperreaktion (Schmerz bei Verletzung) zu erwarten ist. Hier stechen besonders die paradoxen Reaktionen hervor (Frieren besser durch Kälte) oder auch sehr differenziert wahrgenommene einzelne Empfindungen (Haargefühl, wie Insekten unter der Haut, wie eine Feder etc.).

Frage 2.2.2

Hahnemann konstatiert im *Organon*, dass

„die Gabe des homöopathisch gewählten, hochpotenzirten Heilmittels für den Anfang der Cur einer wichtigen, (vorzüglich chronischen) Krankheit …"

a. „… in der Regel nie zu groß bereitet werden kann, damit sie in jedem Falle stärker als die natürliche Krankheit wäre."
b. „… in der Regel nie so klein bereitet werden kann, dass sie nicht noch stärker als die natürliche Krankheit wäre."
c. „… nie zu klein bereitet werden darf, damit sie nicht schwächer als die natürliche Krankheit sei."

Antwort: b

Antwort: b

Erstwirkungen und sog. „Erstverschlimmerungen" sind strikt voneinander zu trennen. Die Erstwirkung bezieht sich allein auf Wirkungen, die im Rahmen einer Arzneimittelprüfung am Gesunden auftreten. Sie beschreibt eine pharmakologische Dynamik. In § 63 beschreibt Hahnemann, dass die Erstwirkung primär der Arznei zuzurechnen ist, während die Nachwirkung eine Gegenregulation der Lebenskraft ist. Eine „Erstverschlimmerung" hingegen kann sich nur im Rahmen der Krankheitsbehandlung zeigen. Siehe hierzu *Organon*, § 157.

Antwort: b

In der Homöopathie bezieht sich die Causa auf Ereignisse, die die Lebenskraft zum Entgleisen gebracht haben. Dies können zum Beispiel äußere Einflüsse (Causa occasionalis im Sinne von *Organon*, § 7) sein. Krankheitserreger, anatomische Veränderungen und genetische Faktoren sind lediglich Folgeerscheinungen einer gestörten Lebenskraft, nicht aber die Causa selbst. Siehe auch *Organon*, § 5, § 77 und § 252.

Frage 2.2.3

Was gilt nach Hahnemann für die Erstwirkung einer Arznei in der Arzneimittelprüfung?

1. Die Erstwirkung ist die Verschlimmerung der Krankheitssymptome nach Mittelgabe.
2. Die Erstwirkung rechnet Hahnemann hauptsächlich der Arznei selbst zu.
3. Die Erstwirkung ist die dem Arzneireiz entgegen gerichtete Reaktion des Organismus.
4. Die Erstwirkung kommt nur selten vor.

a. Nur die Antworten 1, 3 und 4 sind richtig.
b. Nur Antwort 2 ist richtig.
c. Nur die Antworten 3 und 4 sind richtig.
d. Alle Antworten sind richtig.

Frage 2.2.4

Was versteht man in der Homöopathie unter der Causa eines Falles?

a. den pathophysiologischen Hintergrund des Symptoms
b. den wahrscheinlichsten Auslöser/ Veranlassung, der/ die zum Symptom/ Krankheit geführt hat
c. die anatomische Veränderung, die die Beschwerden macht
d. den genetischen Hintergrund der Störung
e. Krankheitserreger wie Viren, Bakterien oder Pilze

Frage 2.2.5

Welche Aussagen zur Wirkungsdauer einer Arzneipotenz sind richtig?

a. Hohe C-Potenzen haben in der Regel eine längere Wirkungsdauer als niedrige C-Potenzen.
b. Die Wirkungsdauer ist bei jedem Patienten individuell unterschiedlich.
c. LM-Potenzen haben eine längere Wirkungsdauer, sind aber weniger tiefgreifend.
d. In hochakuten Zuständen können auch sehr hohe Potenzen schnell „aufgebraucht" sein.
e. D-Potenzen haben eine längere Wirkungsdauer, weil sie materieller sind als C-Potenzen.

Antwort: a, b, d

Hinsichtlich der Wirkungsdynamik von homöopathischen Potenzen werden seit Hahnemanns Zeiten unterschiedlichste Auffassungen vertreten. Allein die Frage, was eine „hohe" und „niedrige" Potenz ist, wird von verschiedenen homöopathischen Schulen unterschiedlich beurteilt. Hahnemann selbst hat selten höhere Potenzen als C 30 eingesetzt und ist mit der Abfolge der Potenzen auch ganz anders umgegangen als es heute üblich ist. Über die Korrektheit der hier als richtig angegebenen Aussagen herrscht unter klassischen Homöopathen aber Einigkeit!

Frage 2.2.6

Welche Symptome sind (nach Kent) für eine homöopathische Mittelfindung in der Regel besonders interessant?

a. paradoxe Symptome
b. pathognomonische Symptome
c. vikariierende (stellvertretende) Symptome
d. Lokalsymptome
e. Gemütssymptome

Antwort: a, c, e

Paradoxe oder vikariierende (ein Symptom tritt anstelle eines anderen auf, z.B. Nasenbluten statt Menses) Symptome erfüllen oft die Kriterien von *Organon*, § 153 und sind zur Mittelfindung höchstrangig heranzuziehen.

Kent sagt dazu: „In Krankheiten sind jene Symptome, die nicht erklärt werden können, sehr oft, da auffallend, das Wichtige für uns; Dinge die erklärlich, logisch sind, hingegen weniger…" (*Zur Theorie der Homöopathie*, S. 285)

Zu den Gemütssymptomen äußert sich Kent: „Immer müssen wir unsere Untersuchung damit beginnen, jene Symptome zu suchen, welche dem Geist als Ursprung der Krankheit imponieren. Dieser Ursprung findet sich genau da, wo ein Abirren im Psychischen sich bemerkbar machte, je mehr Geistes- und Gemütssymptome da sind, desto mehr Indikationen für die Wahl des richtigen Heilmittels stehen dem Arzt zur Verfügung." (*Zur Theorie der Homöopathie*, S. 52)

Pathognomonische Symptome, also solche, die für die vorliegende Krankheit im klinischen Sinne kennzeichnend sind (z.B. gelbe Skleren bei einem Leberstau), werden in der Regel gar nicht oder sehr geringwertig einbezogen.

Antwort: d

Das Wort „Leitsymptom" taucht im *Organon* noch nicht auf und hat sich erst später zur Bezeichnung der charakteristischen Symptome eines Arzneimittels eingebürgert. Ausschlaggebend ist dafür, mit welcher Genauigkeit ein Symptom auf ein bestimmtes Mittel hinweist. Das kann sich darauf beziehen, wie häufig ein Symptom in einer Arzneimittelprüfung am Gesunden aufgetreten ist oder auf Phänomene, die bei verschiedenen Symptomen oder Lokalisationen immer wieder beobachtet wurden z.B. Modalitäten oder Schmerzerstreckungen.

Frage 2.2.7

Was ist ein Leitsymptom?

a. das Symptom eines Patienten, das er am präzisesten beschreibt
b. das Symptom eines Patienten, das er am störendsten empfindet
c. ein Symptom, das den „Roten Faden" eines Falles darstellt
d. ein markantes und/ oder charakteristisches Symptom einer Arznei
e. die „Essenz" einer Arznei (nach Vithoulkas)

Antwort: a, c, e, f

Frage 2.2.8

Welche der folgenden Befunde ergeben relevante Informationen zur homöopathischen Mittelfindung bei einer akuten Erkältung?

a. die Begleitsymptome
b. der Krankheitserreger
c. die Modalitäten
d. das Blutbild
e. die Causa
f. Veränderungen im Gemützustand

Ähnlichkeitsgesetz

Frage 2.3.1

Welche Aussagen zum Ähnlichkeitsgesetz sind richtig?

a. Das Ähnlichkeitsgesetz wurde erstmals von Hahnemann konsequent angewendet.
b. Vor Hahnemann erwähnten bereits andere Therapeuten Simile-Wirkungen.
c. Das Simile-Prinzip wirkt nur bei potenzierten Arzneien.
d. Nach dem Ähnlichkeitsgesetz hat Hahnemann nur die chronischen Krankheiten behandelt

Antwort: a, b

Bereits lange vor Hahnemann erwähnten z.B. Hippokrates (ca. 460–377 v. Chr.) und Paracelsus (1492–1541 n. Chr.) ein Ähnlichkeitsprinzip im Zusammenhang mit Heilungsprozessen. Hahnemanns Verdienst ist es jedoch, das Ähnlichkeitsgesetz zu einem geschlossenen Heilsystem für akute und chronische Krankheiten weiterentwickelt zu haben. Die Anwendung potenzierter Arzneien ist hierzu nicht Voraussetzung (siehe hierzu auch Frage 2.1.3).

Frage 2.3.2

Was sind die besonderen Vorzüge der Q-/LM-Potenzen?

a. Eine dem Heilungsverlauf angepasste Feindosierung ist möglich.
b. Eine häufig wiederholbare Gabe ist möglich.
c. Sie wirken deutlich tiefer bei chronischen Krankheiten als die C-Potenzen.
d. geringere Störanfälligkeit bei gleichzeitiger Gabe nicht absetzbarer schulmedizinischer Medikamente
e. Verabreichung in Tropfenform
f. Sie sind leichter zu antidotieren als C-Potenzen.

Antwort: a, b, d

Durch die regelmäßige Einnahme der Q-/LM-Potenzen und die „Modifizierung" vor jeder Einnahme durch Verschütteln wird eine kontinuierliche Reizwirkung erzielt, was nicht nur der Therapie zugute kommt, sondern auch die Störanfälligkeit der Therapie im Vergleich zu Einmalgaben von C-Potenzen herabsetzt. Ein entscheidender Vorteil liegt auch in der Feindosierungsmöglichkeit und dem geringeren Risiko einer „Erstverschlimmerung". So ist Hahnemann dem Anspruch des *Organon*, § 2 sehr nah gekommen: „Das höchste Ideal der Heilung ist schnelle, sanfte, dauerhafte Wiederherstellung der Gesundheit, ... auf dem kürzesten, zuverlässigsten, unnachtheiligsten Wege, ..."

Antwort: a, c

Hahnemann äußert sich zur Isopathie in der Fußnote zu *Organon*, § 56: „Dieß **Heilen Wollen** aber durch eine **ganz gleiche** Krankheits-Potenz (per idem) widerspricht allem gesunden Menschen-Verstande…"

Frage 2.3.3

Welche Aussagen Hahnemanns zur Isopathie sind richtig?

a. Isopathie ist die Behandlung mit Gleichem (im Gegensatz zum Ähnlichen).
b. Hahnemann wollte im Alter die Homöopathie in Isopathie umbenennen.
c. Hahnemann hat sich gegen die Isopathie ausgesprochen.

Antwort: c

Zu dieser Frage äußert sich Hahnemann im *Organon*, § 44 und § 45. Die von ihm wiederholt beobachtete gegenseitige Auslöschung einander ähnlicher natürlicher Krankheiten lieferte ihm das Modell für die Wirkung ähnlicher homöopathischer Arzneimittel. Er schreibt den homöopathischen Mitteln die Erzeugung einer Kunstkrankheit zu, welche im Falle ausreichender Ähnlichkeit die natürliche Krankheit auszulöschen vermag (§§ 47–51).

Frage 2.3.4

Beim Zusammentreffen zweier natürlicher ähnlicher Krankheiten kann aus Hahnemanns Sicht Folgendes geschehen:

a. Wenn die neue Krankheit stärker ist, verkompliziert sie sich mit der schwächeren.
b. Die neue stärkere Krankheit unterbricht den Verlauf der schwächeren.
c. Die stärkere Krankheit vernichtet die schwächere.

Miasmenlehre

Frage 2.4.1

Welche der folgenden Aussagen zu chronischen Krankheiten sind nach Hahnemann richtig?

a. Chronische Krankheiten müssen mit einer homöopathischen Arznei, die dem zugrunde liegendem Miasma angemessen ist, behandelt werden.
b. Sie heilen von allein, der Heilungsprozess benötigt aber sehr viel Zeit.
c. Wenn sie sich selbst überlassen bleiben, nehmen sie immer mehr zu und quälen den Menschen bis ans Ende seines Lebens.
d. Chronische Krankheiten können lange unauffällig bleiben, der Patient scheint gesund zu sein.
e. Bei chronischen Krankheiten kann die Homöopathie lediglich das weitere Voranschreiten aufhalten.
f. Bei der Behandlung chronischer Krankheiten ist es wichtig, bei der Wahl des Arzneimittels die klinischen Symptome in den Vordergrund zu stellen.
g. Das Fortschreiten chronischer Krankheiten kann durch Lokalbehandlungen beschleunigt werden.

Antwort: a, c, d, g

Hahnemann definiert seinen Begriff der chronischen Krankheit im *Organon*, § 78 mit den Worten: „Die wahren natürlichen, chronischen Krankheiten sind die, von einem chronischen Miasm entstandenen, welche, sich selbst überlassen und ohne Gebrauch gegen sie specifischer Heilmittel, immerdar zunehmen und selbst bei dem besten, geistig und körperlich diätetischen Verhalten, dennoch steigen und den Menschen mit immerdar erhöhenden Leiden bis ans Ende des Lebens quälen."

Eine ausführliche Stellungnahme findet sich auch im Theorieteil seines späteren umfangreichen Werkes *Die chronischen Krankheiten*, in dem er die den einzelnen Miasmen angemessenen Arzneien vorstellt.

2

Frage 2.4.2

Welche Aussage(n) zum syphilitischen Miasma ist (sind) nach Hahnemann zutreffend?

a. Es kann sich mit Psora verkomplizieren.
b. Das „Spezifikum" für die Syphilis ist Aurum metallicum.
c. Das vikariierende Lokalsymptom der Syphilis sind die Feigwarzen.

Antwort: a

Antwort: c, d

Das tuberkulinische Miasma wurde erst nach Hahnemann durch J. H. Allen zunächst unter dem Namen „Pseudopsora" definiert. Ob die Tuberkulinie als Verbindung zweier Miasmen nun den Status als eigenes Miasma verdient, darüber ist sich die homöopathische Welt nicht einig. Für die praktische Arbeit ist diese Frage jedoch weniger relevant. Die klinische Tuberkulose wurde von Hahnemann noch der Psora zugeordnet. Dies ergibt sich z.B. aus der Fallschilderung des Ludwig Christian Juncker in den *Chronischen Krankheiten* (S. 22).

Frage 2.4.3

Welche Aussagen zu Tuberkulinie/ Tuberkulose sind richtig?

a. Hahnemann nannte die Tuberkulinie auch Pseudopsora.
b. Die Tuberkulinie entsteht aus unterdrückten grippalen Infekten.
c. Nach Hahnemann ist die Tuberkulose psorischen Ursprungs.
d. Tuberkulinie ist nicht gleichbedeutend mit Tuberkulose.

Antwort: a, d

In *Die chronischen Krankheiten* beschreibt Hahnemann die Psora als das ansteckendste aller chronischen Miasmen. Die Übertragung bedarf nur einer einfachen Berührung (*Die chronischen Krankheiten*, Bd. 1, S. 49). Im weiteren Text wird ausgeführt, dass die Lebenskraft nach der Ansteckung „durch Veranstaltung eines angemessenen Lokal-Symptoms auf der Haut (Krätzebläschen)" reagiert (S. 49/50).

Auf die mögliche Verkomplizierung von Miasmen weist Hahnemann an verschiedenen Stellen hin, z.B.:
- *Organon*, Einleitung, S. 17 Fußnote (Komplizierung mit der Syphilis)
- *Die chronischen Krankheiten*, Bd. 1, S. 101 ff., Kap. „Heilung der chronischen Krankheiten"

Frage 2.4.4

Welche Aussagen zur Psora nach Hahnemann sind richtig?

a. Die Psora wird durch Kontakt übertragen.
b. Das stellvertretende Lokalübel (Erstreaktion nach Ansteckung) der Psora ist die Schuppenflechte.
c. Die latente Psora ist vollkommen symptomfrei.
d. Die Psora kann sich mit anderen Miasmen verkomplizieren.

Antwort: a, d, e, g

Neben den „natürlichen" chronischen Krankheiten Psora, Sykose und Syphilis kannte Hahnemann noch eine vierte, die Arzneikrankheit. Im *Organon* äußert er sich hierzu in aller Deutlichkeit: „Zu den chronischen Krankheiten müssen wir leider! noch jene allgemein verbreiteten rechnen, durch die allöopathischen Curen erkünstelt..." (§ 74)

Die Miasmen Pseudopsora, Tuberkulinie (= Pseudopsora) und Cancerinie wurden erst nach Hahnemann definiert.

Frage 2.4.5

Welches sind die grundlegenden chronischen Krankheiten nach Hahnemann?

a. Psora
b. Pseudopsora
c. Tuberkulinie
d. Sykose
e. Syphilis
f. Cancerinie
g. Arzneikrankheit

Frage 2.4.6

Welche Aussagen zur Sykose sind nach Hahnemann zutreffend?

a. Sie hat eine enge Beziehung zum Tripper.
b. Feigwarzen sind ein wichtiges sykotisches Symptom.
c. Das ZNS ist eine wichtige Lokalisation der Sykose.
d. Die Sykosis ist die älteste chronische Krankheit.
e. Die Ansteckung erfolgt durch Geschlechtsverkehr.

Hahnemann beschreibt die Sykosis und ihre Verbindung zum Tripper bzw. zur Feigwarzenkrankheit in den *Chronischen Krankheiten* (S. 104–107). Er weist darauf hin, dass nicht jeder Tripper sykotischer Natur sein muss und unterscheidet zwischen einem „vom Feigwarzen-Miasma abhängige[n] Tripper" und einem „gemeinen, übrigen Tripper" (S. 105).

Frage 2.4.7

Welche Aussagen zur Psora sind laut Hahnemann richtig?

a. Sie ist weiter verbreitet als Sykosis und Syphilis.
b. Sie ist die Ursache aller venerischen Krankheiten.
c. Eine psorische „Ansteckung" erfolgt nur sehr langsam.
d. Es ist schwierig, die Psora in die Latenz zu bringen.
e. Am leichtesten ist die Psora zu heilen, solange sie sich als Primärausschlag auf der Haut zeigt.
f. Krebs ist nicht selten psorisch oder das Ergebnis einer Vereinigung von Psora und Syphilis.

Die Psora ist Hahnemanns drittes (nicht venerisches) Miasma und seiner Meinung nach „unermesslich ausgebreiteter" als die Miasmen Syphilis und Sykose (*Organon*, § 80). In diesem Zusammenhang weist er auch auf die psorische Basis von Krebserkrankungen hin. Die mögliche Verkomplizierung der Psora mit der Syphilis als Ursache für den Lippen- und Gesichtskrebs erwähnt Hahnemann in der Fußnote zum § 205.

Eine ausführliche Beschreibung der Psora mit ihren Stadien und typischen Merkmalen finden wir in *Die chronischen Krankheiten*, so z.B. auch Hinweise zur „Ansteckung" (S. 48).

Antwort: a, b

Hahnemanns Vorstellung der chronischen Krankheit geht davon aus, dass diese ohne angemessene homöopathische Behandlung nie ausheilt. Unter günstigen äußeren Bedingungen kann sie zeitweilig in eine Art Latenz gehen. Bereits durch geringe Störungen kann die chronische Krankheit aktiviert werden. (Siehe auch das Kap. „Natur der chronischen Krankheiten" in den *Chronischen Krankheiten*, Bd. 1, S. 1ff.)

Frage 2.4.8

Welche der folgenden Aussagen zu chronischen Krankheiten nach Hahnemann sind richtig?

a. Chronische Krankheiten kommen bei widrigen Ereignissen und Verhältnissen im Leben wieder zum Vorschein, wenn sie nicht geheilt wurden.

b. Chronische Krankheiten schreiten umso schneller voran, je mehr die Lebenskraft durch Kummer, Gram und unzweckmäßige Behandlung zerrüttet worden ist.

c. Chronische Krankheiten besitzen eine Eigendynamik und haben keinen Bezug mehr zur Lebenskraft.

d. Das Fortschreiten chronischer Krankheiten wird durch beschwichtigende Behandlung der Lokalsymptome verlangsamt.

Antwort: c, d

Zur Tuberkulinie siehe Kommentar zu Frage 2.4.3.

In den *Chronischen Krankheiten* beschreibt Hahnemann die Syphilis mit ihren drei unterschiedlichen Zuständen:
1. Der Schanker ist noch vorhanden und es gibt keine Verkomplizierung mit der Psora.
2. Die Syphilis ist (allopathisch) vorbehandelt, aber nicht mit der Psora verkompliziert.
3. Die Syphilis ist vorbehandelt und mit der Psora verkompliziert (S. 111–115).

Frage 2.4.9

Welche Aussagen zu den Miasmen sind zutreffend?

a. Die Tuberkulinie ist das vierte Miasma Hahnemanns.

b. Die Psora und die Sykose sind venerischen Ursprungs.

c. Die Ansteckung mit der Psora geschieht sehr leicht.

d. Hahnemann unterscheidet unterschiedliche Zustände der Syphilis mit unterschiedlichen Heilungsprognosen.

e. Der Tripper ist der Sykose gleichzusetzen.

Frage 2.4.10

Welches sind die chronischen Miasmen Hahnemanns?

Antwort:

Die chronischen Miasmen nach Hahnemann sind die Psora, die Sykosis und die Syphilis. Über diese drei Miasmen schreibt er ausführlich in den *Chronischen Krankheiten*.

Methodik der homöopathischen Arzneimittelprüfung

2

Frage 2.5.1

Welche Bedingungen sind an eine homöopathische Arzneimittelprüfung nach Hahnemann zu stellen?

a. Nur weitgehend gesunde Prüfpersonen dürfen ausgewählt werden.
b. Das Mittel darf nicht dem aktiven Miasma des Prüfers entsprechen.
c. Nur reine Arzneien sind zu verwenden.
d. Nur Einzelsubstanzen sollten geprüft werden.
e. Schweinefleisch sollte während der Prüfung nicht gegessen werden.
f. Eine reizarme Diät sollte während der Prüfung eingehalten werden.
g. Die Prüfer sollten vertrauenswürdig sein.
h. Arzneien können potenziert und in Substanz geprüft werden.

Antwort: a, c, d, f, g, h

Belege für die entsprechenden Aussagen Hahnemanns finden sich an den folgenden Stellen im *Organon* :

- § 106: gesunde Prüfer
- § 122: nur reine Arzneien verwenden
- § 124: nur Einzelsubstanzen
- § 125: reizarme Diät
- § 126: vertrauenswürdige Personen
- § 123, § 128: Verwendung potenzierter Arzneien

Antwort: b

Im *Organon,* § 107 heißt es dazu: „Giebt man, um dieß zu erforschen, Arzneien nur **kranken** Personen ein, selbst wenn man sie nur einfach und einzeln verordnete, so sieht man von ihren reinen Wirkungen wenig oder nichts Bestimmtes, da die von den Arzneien zu erwartenden, besondern Befindens-Veränderungen mit den Symptomen der gegenwärtigen natürlichen Krankheit vermengt, nur selten deutlich wahrgenommen werden können."

Frage 2.5.2

Warum fordert Hahnemann, dass Arzneimittelprüfungen (AMP) nicht an kranken Personen vorgenommen werden?

a. weil die Kranken sonst nicht behandelt werden könnten
b. es kann eine Vermengung zwischen Eigensymptomen und Prüfungssymptomen geben
c. weil nur eine intakte Lebenskraft in der Lage ist, deutliche Reaktionen zu erzeugen

Antwort: d

Da es keine verbindlichen Richtlinien für homöopathische Arzneimittelprüfungen gibt, obliegt die Wahl der Potenz dem jeweiligen Prüfungskoordinator. Der Einsatz unterschiedlicher Potenzhöhen sorgt für eine größere Bandbreite einer Arzneimittelprüfung.

Frage 2.5.3

In welcher Potenz werden Arzneimittel bei einer Arzneimittelprüfung heutzutage geprüft?

a. nur Substanz bzw. Urtinktur
b. nur C4
c. nur C30
d. in verschiedenen Potenzen

Antwort: c

Das Prinzip der Arzneimittelprüfung, das sich in der Zwischenzeit tausendfach bewährt hat, legt Hahnemann bereits im *Organon* fest: „Wenn nur schwache Wirkungen von einer solchen Gabe zum Vorschein kommen, ... täglich etliche Kügelchen mehr zur Gabe nehmen, bis die Befindens-Veränderungen wahrnehmbarer werden." (§ 129)

Frage 2.5.4

Wann soll das zu prüfende Mittel bei einer Arzneimittelprüfung nicht mehr eingenommen werden?

a. nach 1 Woche
b. Es wird immer nur eine Einzelgabe gegeben.
c. sobald Symptome auftreten

Frage 2.5.5

Zur Arzneimittelprüfung (AMP): Wann gilt ein homöopathisches Mittel als ausgeprüft?

a. wenn die laufende AMP abgeschlossen ist.
b. wenn mit allen Potenzen geprüft wurde.
c. wenn bei weiteren Prüfungen kaum mehr neue Symptome auftreten.
d. wenn das Mittel von mindestens 100 Personen geprüft wurde.

Antwort: c

„erst dann […], wenn die folgenden Versuchspersonen wenig Neues mehr von ihr (der Arznei) bemerken können, und fast immer nur dieselben, schon von Andern beobachteten Symptome an sich wahrnehmen." (*Organon*, § 135) ist die Arznei geprüft. Darin steckt auch die Aufforderung an die ihm nachfolgenden Homöopathen, die Mittel weiter und gründlicher zu prüfen.

Quellen der Materia medica

Frage 2.6.1

Welche Aussagen zur Toxikologie sind richtig?

a. Bei einem homöopathischen Arzneimittel muss immer die „Dosis letalis" geprüft werden.
b. Die Kenntnis der Toxikologie einer Arznei stammt hauptsächlich aus Vergiftungsfällen und der Pharmakologie.
c. Die Toxikologie einer Arznei ist für die Materica medica von keinerlei Interesse, da die Verabreichung des Arzneimittels nur im subtoxischen Bereich abläuft.
d. Unfreiwillige Langzeitvergiftungen geben uns wichtige Hinweise auf potenzielle Arzneien.

Antwort: d

Tatsächlich ist in der Geschichte der Homöopathie das Interesse an der Prüfung bestimmter Substanzen als mögliche Arzneimittel erst durch deren bereits bekannte Vergiftungswirkungen entstanden (Arsen, Blei, Schlangen- und Spinnengifte usw.). Bei einigen Arzneimittelbildern unserer Materia medica stützen sich die Autoren auch überwiegend auf toxikologische Berichte.

Auch Hahnemann prüfte Substanzen als Arzneimittel, deren unerwünschte Giftwirkungen als Medikamente der Allopathen ihm besonders auffielen, z.B. das Quecksilber.

Toxikologische Symptome ergänzen so unser homöopathisches Arzneiwissen, weil wir aus einer Arzneimittelprüfung am Gesunden diese Symptome nicht erfahren würden.

Antwort: d

Toxikologie, Arzneimittelprüfung und Beobachtungen am Kranken gelten als die drei Hauptsäulen der homöopathischen Arzneikenntnis.

Markante Träume gelten in der Arzneimittelprüfung wie auch beim Kranken als gewöhnliche Symptome, die wie körperliche Zeichen gewertet werden.

Frage 2.6.2

Aus welchen der folgenden Quellen kann ein umfangreiches Arzneimittelbild gewonnen werden?

1. Symptome aus Vergiftungen
2. Symptome aus Arzneimittelprüfung mit gesunden Probanden
3. Erfahrungen aus geheilten Fällen
4. Aufzeichnung von Träumen während der Arzneimittelprüfung

a. Die Antworten 1 und 4 sind richtig.
b. Die Antworten 2 und 4 sind richtig.
c. Die Antworten 1, 2 und 4 sind richtig.
d. Alle Antworten sind richtig.

Antwort: a, c

Unter einer „Reinen Arzneimittellehre" verstehen wir eine genaue und ausschließliche Auflistung von Prüfungssymptomen am Gesunden, während der Begriff der Materia medica im Allgemeinen eine Sammlung aller für das homöopathische Arzneimittelbild relevanten Symptome bezeichnet, also aus Toxikologie, Arzneimittelprüfung und Beobachtung bei Heilungen (s. Frage 2.6.2).

Hahnemanns *Reine Arzneimittellehre* gilt nach wie vor als eine der zuverlässigsten primären Arzneimittellehren der Homöopathie, auch wenn neuere Forschungen zeigen, dass klinische Beobachtungen in geringem Umfang eingeflossen sind (Lucae/Wischner, 2007).

Frage 2.6.3

Welche Aussagen zur Materia medica sind richtig?

a. Hahnemanns *Reine Arzneimittellehre* beschreibt in erster Linie Symptome, die in Arzneimittelprüfungen am Gesunden aufgetreten sind.
b. Die Materia medica ist eine nach Arzneimitteln gegliederte Zusammenfassung der Symptome aus dem Repertorium.
c. Eine Materia medica kann auch Symptome von Mitteln enthalten, die nur klinisch erprobt oder toxikologisch erfasst sind.

Frage 2.6.4

Potenzierte Arzneien …

a. bestehen nur aus natürlichen Stoffen, deshalb sind sie ungefährlich.
b. sind in Tiefpotenzen vollkommen ungefährlich.
c. sind in Hochpotenzen ungefährlich, weil ja nichts Stoffliches mehr enthalten ist.
d. können zu kritischen Zuständen führen, wenn sie falsch verordnet werden.

Frage 2.6.5

Welche der folgenden Aussagen trifft auf Hahnemanns Chinarindenversuch zu?

a. Im Selbstversuch mit Chinarinde hatte Hahnemann hellsichtige Eingebungen.
b. Im Selbstversuch mit Chinarinde verlor Hahnemann das Bewusstsein.
c. Im Selbstversuch nahm Hahnemann mehrmals täglich eine kleine Menge Chinarinde ein.
d. Im Selbstversuch mit Chinarinde bekam Hahnemann ein Kloßgefühl im Hals, das er nie mehr wegbrachte.
e. Er bekam alle Anzeichen des Wechselfiebers, außer den Fieberschauder selbst.

Herstellung der homöopathischen Arzneimittel

Antwort: a

Die von Hahnemann erst in der 6. Auflage des *Organon* dargestellten Q-Potenzen unterscheiden sich in ihrer Wirksamkeit (Tiefe der Wirkung, Prüfsymptome, Erstreaktionen) nicht von den C-Potenzen, sondern nur in der Zweckmäßigkeit der Anpassung der Gaben. Insbesondere hat sich gezeigt, das sie sich häufiger als C-Potenzen geben lassen, ohne starke Gegenreaktionen des Organismus zu erzeugen.

Frage 2.7.1

Was ist der Vorteil von Q-Potenzen gegenüber C-Potenzen?

a. Die Gabengröße lässt sich genauer an die Reaktionsfähigkeit des Patienten anpassen.
b. Es können keine Erstverschlimmerungen auftreten.
c. Die Patienten entwickeln keine Prüfsymptome bei falscher Mittelwahl.
d. LM-/ Q-Potenzen sind tiefer wirksam als C-Potenzen.

Antwort:

Nosode: Pertussinum, HIV, Marmoreck; Sarkode: Hypophysinum, Thyreoidinum, Cholesterinum

Frage 2.7.2

Ordnen Sie zu, zu welchen Arzneigruppen (Nosoden oder Sarkoden) die folgenden Mittel gehören:

- Hypophysinum
- Cholesterinum
- Pertussinum
- HIV
- Marmoreck
- Thyreoidinum

Antwort: e

Im strengen homöopathischen Sinne werden Nosoden wie andere Arzneien auch nach der Ähnlichkeit der Symptome verordnet. Dazu ist jedoch eine Arzneimittelprüfung am Gesunden Voraussetzung, was für viele Nosoden nicht gegeben ist. Hahnemann hat sie auch nicht in den Arzneiteil der *Chronischen Krankheiten* (Bd. 1, S. 188) aufgenommen, da er z.B. Psorinum für nicht ausreichend geprüft hielt.

In der heutigen homöopathischen Praxis gibt es Schulen, die auf der Basis entsprechender familiärer Vorerkrankungen oder durchgemachter Infektionen des Patienten, Nosoden verordnen. Diese eher klinisch indikationsbezogene Verschreibung erfüllt (auch wenn sie sich in Einzelfällen bewährt hat) nicht die Hahnemann'schen Prämissen.

Frage 2.7.3

Was ist für Nosoden zutreffend?

a. Sie sind im Falle einer Epidemie das beste Schutzmittel.
b. Sie werden aus gesunden Organen hergestellt.
c. Sie müssen in sehr hohen Potenzen gegeben werden – nicht unter 1M.
d. Sie müssen als Akutmittel bei der entsprechenden Infektion, z.B. Tuberkulinum bei Tuberkulose, gegeben werden.
e. Sie werden aufgrund von Symptomenähnlichkeit verordnet.

Frage 2.7.4

Die Potenzbezeichnung „CH" auf einem homöopathischen Mittel bedeutet,

a. dass das Mittel nach der Mehrglasmethode gemäß Hahnemann hergestellt wurde.
b. dass das Mittel nach der Korsakoff-Methode hergestellt wurde.
c. dass das Mittel in der Schweiz produziert wurde.
d. dass das Mittel nur in der Tiermedizin verwendet werden darf.

Antwort: a

Die Potenzbezeichnung „CH" steht für eine Centesimal-Potenz, die nach der Hahnemann'schen Mehrglasmethode hergestellt wurde. Diese Bezeichnung ist z.B. in Spanien oder Frankreich gebräuchlich, während im deutschsprachigen Raum allein das „C" die übliche Kennzeichnung ist. Bei homöopathischen Arzneien, die nach Korsakoff (Mehrglasmethode) hergestellt wurden, lautet der Zusatz „CK".

Frage 2.7.5

Welche der folgenden Potenzen empfiehlt Hahnemann im *Organon* zur Prüfung?

a. C30
b. D4
c. LM1
d. C4

Antwort: a

Frage 2.7.6

Welche der folgenden Mittel sind Nosoden?

a. Sepia succus
b. Terebinthina
c. Psorinum
d. Conium
e. Lyssinum
f. Medorrhinum
g. Kreosotum
h. Syphilinum

Antwort: c, e, f, h

Nosoden (griech. *nosos* = Krankheit) werden aus Krankheitsstoffen oder Krankheitsprodukten hergestellt. So wird im Falle von Psorinum beispielsweise die Flüssigkeit aus Krätzebläschen für die Arzneiherstellung verwendet. Auch Krankheitserreger oder Erregerprodukte, die in Kulturen außerhalb des menschlichen oder tierischen Organismus gezüchtet werden, zählt man zu den Nosoden.

Da es sich im Falle von Sepia succus nicht um pathologisches Gewebe handelt, sondern um Tinte, ist dieses Arzneimittel auch keine Nosode.

Frage 2.7.7

Was bedeuten die Begriffe Trituration, Dilution und Potenzierung in der Homöopathie?

Beispiele für richtige Antworten:

Trituration: Verreibung homöopathischer Ausgangssubstanzen im Rahmen der Arzneiherstellung; feinste Verreibung eines festen Stoffs, besonders einer Droge, zu Pulver; in der Homöopathie gebräuchliche Arzneizubereitung

▶

Dilution: Arznei, die durch flüssig verschüttelte Substanzen hergestellt wird; durch Verdünnung gewonnenes, flüssiges Arzneimittel (lat. *diluere* = auflösen)

Potenzierung: Dynamisierung von Arzneien durch schrittweise Verdünnung und Verschüttelung oder durch Verreibung

Möglichkeiten der Verabreichung von Arzneimitteln

Antwort: a, b, c, f, g

Frage 2.8.1

Welche der folgenden Faktoren sollten bei der Wahl der Potenzierungsart (C, Q oder D) und der Potenzstufe berücksichtigt werden?

a. Schwere der Erkrankung
b. Zuverlässigkeit und Mitarbeit des Patienten
c. Reaktionslage des Patienten
d. Richtlinien des Homöopathischen Arzneimittelbuchs
e. Geschlecht des Patienten
f. Störfaktoren
g. Art der Arznei
h. Gewicht des Patienten
i. Alter des Patienten

Antwort: a, c

Es ist in der homöopathischen Verordnung genau zu unterscheiden zwischen der Potenz und der Dosis. Die Dosierung macht eine Aussage über Menge und Häufigkeit.

In keinem Falle kann ein linearer Zusammenhang zwischen der Menge an Globuli oder Tropfen und der Wirkungsstärke angenommen werden, wie dies bei chemisch begründeten Wirkungen der Fall sein kann. Die Problematik standardisierter Dosierungsempfehlungen war auch Hahnemann bekannt. Siehe *Organon*, § 246 (Fußnote), § 281.

Frage 2.8.2

Welche Aussagen zu Dosis und Dosierung sind richtig?

a. Die Dosierung sagt etwas über die Häufigkeit der Arzneieinnahme aus.
b. Die einmalige Gabe von 10 Globuli hat die gleiche Wirkung wie die zweimalige Gabe von 5 Globuli.
c. Die Dosis sagt etwas über die Arzneimenge pro Einnahme aus.
d. Bei einer unspezifischen Erkältung ist es zu empfehlen, eine homöopathische Hochpotenz mehrmals täglich über 1 Woche einzunehmen.
e. Als minimale Gabengröße empfiehlt Hahnemann 5 Globuli.

Frage 2.8.3

Welche Aussagen zu Komplexmitteln sind aus klassisch-homöopathischer Sicht richtig?

a. Im *Organon* betont Hahnemann, dass ausschließlich Einzelmittel gegeben werden sollen.
b. Komplexmittel in tiefen Potenzen sind akzeptabel.
c. Komplexmittel können die Symptomatik verschleiern und die Fallbeurteilung erschweren.
d. Komplexmittel sind nur für Anfänger empfehlenswert.
e. In Einzelfällen, z.B. bei Verletzungen, dürfen durchaus mehrere Mittel nacheinander oder im Wechsel zum Einsatz kommen.

Antwort: a, c, e

Zur Frage der Einzelmittel nimmt Hahnemann im *Organon* mehrfach und ausdrücklich Stellung (z.B. § 274).

Allerdings lässt er die Möglichkeit offen, dass z.B. aufgrund mangelnder Zahl gut geprüfter Mittel ein einzelnes Mittel nicht zur Heilung führt, dieses durch ein weiteres, ebenfalls nach der Ähnlichkeit zu den verbliebenen und neu aufgetretenen Symptomen verordnetes Mittel ergänzt wird (*Organon*, §§ 167–171).

Aus ihren Krankenakten wissen wir, dass Hahnemann wie auch v. Bönninghausen häufig Mittel in kurzen Abständen gegeben haben, sofern der Zustand des Kranken sich veränderte.

Frage 2.8.4

Welche der folgenden Potenzen benutzte Hahnemann?

1. Dezimalpotenzen
2. Centesimalpotenzen
3. Millesimalpotenzen
4. Quinquagintamillesimalpotenzen
5. Quinquasemalpotenzen

a. Nur die Antworten 1, 3 und 5 sind richtig.
b. Nur die Antworten 2 und 4 sind richtig.
c. Nur die Antworten 2 und 5 sind richtig.
d. Nur die Antworten 1, 3, 4 und 5 sind richtig.
e. Alle Antworten sind richtig.

Antwort: b

Hahnemann arbeitete vor allem mit C-Potenzen und führte später (mit der 6. Auflage des *Organon*) die Q-Potenzen (Quinquagintamillesimal) ein, um die Heilungsverläufe weiter zu optimieren.

Die D-Potenzen wurden von Constantin Hering mit einer Veröffentlichung aus dem Jahre 1833 in die Homöopathie eingeführt.

Geschichte der Homöopathie

Antwort: b, c, f

Die philosophisch-religiöse Einstellung ist im Falle Kents von besonderem Interesse, weil sie in spezifischer Weise seine homöopathische Arbeit geprägt hat. Seine Interpretation des *Organon* in *Zur Theorie der Homöopathie* findet deutlich vor diesem Hintergrund statt. Dies wird an einigen typischen Begriffen der swedenborgianischen Philosophie deutlich, wie z. B. „Elementarsubstanz" (engl.: simple substance). Kent lässt bei seiner Erläuterung der Lebenskraft Hahnemanns deutlich seinen philosophischen Hintergrund einfließen (z.B. S. 75ff.). Auch die besondere Betonung der Gemütssymptome im Rahmen der Kent'schen Hierarchisierung wird hieraus verständlich.

Frage 2.9.1

Welche Daten zum Leben und Schaffen von J.T. Kent sind richtig?

a. Er veröffentlichte die erste Prüfung von Lachesis muta.
b. Er veröffentlichte Kommentare zum *Organon*.
c. Er war Anhänger der religiösen Glaubensgemeinschaft der Swedenborgianer.
d. Er veröffentlichte das erste Repertorium.
e. Er hat sich sehr für die Neuerungen der 6. Auflage des *Organon* eingesetzt.
f. Sein Repertorium war über 70 Jahre das Standardwerk für die meisten Homöopathen.

Antwort: c

Die reine Arzneimittellehre beschreibt vorwiegend die Wirkungen einer Arznei an gesunden Prüfpersonen. Hahnemann schreibt im Vorwort seiner RAML, welche Sorgfalt erforderlich ist, um die Wirkung der Arznei von möglichen anderen Einflussfaktoren zu trennen: „Nur wenn ein kleines Ereignis dazwischen kam, von welchem man eine gewisse Abänderung des Arzneierfolgs nicht erwarten konnte, wurden die erfolgenden Symptome, als nicht entschieden rein, in Klammern eingeschlossen."

Frage 2.9.2

Warum heißt Hahnemanns Arzneimittellehre *Die Reine Arzneimittellehre* (RAML)?

a. Sie wurde von Hahnemann selbst erstellt.
b. Sie ist die verlässlichste AML.
c. Sie soll möglichst präzise die reinen Arzneikräfte einer Substanz beschreiben.
d. Dieser Titel ist werbewirksam.

Antwort: b

Frage 2.9.3

Was sind wesentliche Änderungen von der 5. zur 6. Auflage des *Organon*?

a. Der Miasmenbegriff wurde eingeführt.
b. Die Herstellung der Q-(LM-) Potenzen wird beschrieben.
c. Die Konstitution bei der Wahl des Arzneimittels wird betont.

Frage 2.9.4

Wie heißen Hahnemanns wichtigste Werke?

a. Materia medica viva
b. Reine Arzneimittellehre
c. Die chronischen Krankheiten
d. Organon der Heilkunst
e. Über die Bleivergiftung
f. Repertorium homöopathicum

Antwort: b, c, d

Frage 2.9.5

Welche Homöopathen waren Zeitgenossen Hahnemanns?

a. Clemens von Bönninghausen
b. Constantin Hering
c. James Tyler Kent
d. Cyrus Maxwell Boger

Antwort: a, b

Für das Verständnis bestimmter Arbeitsweisen innerhalb der Homöopathie kann es sehr hilfreich sein, eine ungefähre Orientierung zu den historischen Daten zu haben. Die genannten Homöopathen lebten zu folgenden Zeiten:

Hahnemann: 1755–1843

Bönninghausen: 1785–1864

Hering: 1800–1880

Kent: 1849–1916

Boger: 1861–1931

Bönninghausen war ein enger Freund und Vertrauter Hahnemanns.

Frage 2.9.6

Warum hat J.T. Kent die Q-Potenzen nicht eingesetzt?

a. Sie waren ihm zu schwach in der Wirkung.
b. Regelmäßige Einnahmen verstießen gegen seine Maxime „wait and watch" (abwarten und beobachten).
c. Diese Potenzierung war ihm nicht bekannt.
d. Er vertrat die Meinung, dass eine Erstverschlimmerung wichtig für den Heilungsprozess sei.

Antwort: c

Die Q-Potenzen waren J.T. Kent nicht bekannt, weil sie erst in der 6. Auflage des *Organon* publiziert wurden. J.T. Kent verstarb 1916, also vor der Veröffentlichung dieser 6. Auflage. Diese war zwar kurz vor Hahnemanns Tod fertig gestellt worden, erschien aber erst 1921, also auch lange nach Hahnemanns Tod.

Antwort: b

Das erste Repertorium ist von C. v. Bönninghausen 1832 als *Systematisch-alphabetisches Repertorium der homöopathischen Arzneien* erstellt worden. Darauf folgte 1846 das *Therapeutische Taschenbuch*.

Frage 2.9.7

Wer der Genannten publizierte als Erster ein Repertorium?

a. Kent
b. Bönninghausen
c. Schroyens
d. Knerr
e. Lippe
f. Hering

Methodik – Anamnese, Fallanalyse, Gabenlehre, Fallverläufe, Reaktionen

Antwort: b, e

Arzneigaben jeglicher Art können ein Symptombild verschleiern und damit die homöopathische Arzneifindung erschweren. Dennoch ist in jedem Einzelfall abzuwägen, ob und inwieweit ein Eingreifen in laufende Medikationen überhaupt vertretbar ist. Eine Abstimmung mit anderen Therapeuten sollte in diesen Fällen selbstverständlich sein.

Die Reaktion von Patienten auf starke allopathische Arzneien ist individuell sehr unterschiedlich und muss eine Therapie nicht zwangsläufig blockieren.

Selbstmedikationen – auch homöopathischer Mittel – sollten in jedem Fall abgestimmt werden, um eine laufende Behandlung nicht zu stören.

Frage 2.10.1

Welche Aussagen bezüglich medikamentöser Therapien neben der homöopathischen Behandlung sind zutreffend?

a. Herzmedikamente blockieren die Therapie und sind unbedingt abzusetzen.
b. Für jede Medikation ist eine individuelle Abwägung vorzunehmen.
c. Antidepressiva verschleiern das Symptombild und sind deshalb sofort abzusetzen.
d. Unter einer Morphiumtherapie wirken homöopathische Mittel nicht.
e. Selbstmedikation insbesondere homöopathischer Mittel sollte unterbleiben bzw. mit dem Behandler abgestimmt werden.
f. Schulmedizinische Medikamente sind in jedem Fall unproblematisch und können ohne Beachtung weiter gegeben werden.

Frage 2.10.2

Welche Verhaltenshinweise geben Sie einem Patienten für den Fall starker Reaktionen auf homöopathische Mittel?

a. Auf jeden Fall die Zähne zusammenbeißen.
b. Den Therapeuten umgehend anrufen.
c. Das Mittel unverändert wiederholen.
d. Das Mittel (LM/Q) absetzen.
e. Bei der nächsten Notfallapotheke ein Antidot besorgen.

Frage 2.10.3

Wie gehen Sie mit der Situation um, wenn ein Patient zur Folgekonsultation folgenden Bericht erstattet: „Es hat sich nichts geändert!"

a. Souverän übergehen und sagen: „Das ist normal, wir müssen dem Mittel einfach mehr Zeit geben."
b. Die ursprünglichen Beschwerden einzeln präzise abfragen.
c. Nach Störfaktoren fahnden.
d. Sulfur als Reaktionsmittel geben.

Es ist geradezu typisch, dass Patienten in ihrer spontanen Selbstwahrnehmung keine Veränderung verzeichnen, dann aber bei Erwähnung ihres Berichts aus der Erstanamnese bemerken, wie vieles inzwischen anders geworden ist. Die Hilfestellung des Therapeuten ist hier ganz entscheidend, um ein konstruktives Gespräch über die möglichen Änderungen und die Folgebehandlung zu ermöglichen.

Hahnemann gibt im *Organon,* §§ 259–60 eine Übersicht über die Faktoren, die als Störwirkungen gegenüber dem homöopathischen Mittel in Frage kommen, die also auch bei korrekter Verordnung eine Wirkung verhindern können. Die Beseitigung von Heilungshindernissen ist für die homöopathische (wie auch für jede andere) Therapie wichtig.

Frage 2.10.4

Wie können Nosoden angewendet werden?

a. nach dem Ähnlichkeitsprinzip
b. nach der entsprechenden unterdrückten oder schlecht ausgeheilten Infektionskrankheit
c. unter Einbeziehung der Familienanamnese

Antwort: b, c, e

Eine gute Zweitverschreibung ist eine mindestens ebenso große Kunst wie das Finden des ersten Arzneimittels. Hierzu gibt es eine Reihe unterschiedlicher Regeln, von denen sicherlich die wichtigsten sind, im Zweifelsfall lieber zu warten und die erste Anamnese sehr sorgfältig in die Überlegungen mit einzubeziehen.

Häufig wird als günstiger Verlauf und Zeichen für ein passendes erstes Mittel angesehen, wenn die Heilung vom Allgemeinen zum Lokalen, von innen nach außen oder von oben nach unten und in umgekehrter Reihenfolge des Auftretens verläuft (sog. Hering'sche Regel). Besonders in einen eindeutig gut verlaufenden Heilungsprozess sollte nicht eingegriffen werden.

Antwort: b, e

Die Verwendung eines Repertoriums ist von Anfang an nur als eine Merkhilfe gedacht gewesen, um sich in der Fülle der Materia medica schneller orientieren zu können.

Die Rubrik eines Repertoriums ist stets darauf zu hinterfragen, aus welchem Grund das betreffende Mittel dieser zugeordnet worden ist und ob dieser Grund zu dem vorliegenden Fall passt. Deshalb ist das rechnerische Ergebnis einer Repertorisation kein hinlängliches Kriterium für eine homöopathische Verordnung.

Die Ähnlichkeit zwischen den Prüfsymptomen eines Arzneimittels und den Symptomen des Kranken (nur darauf bezieht sich das Ähnlichkeitsgesetz nach Hahnemann) lassen sich nur durch das Studium einer ausführlichen Materia medica oder besser noch der Arzneimittelprüfung ermitteln.

Siehe hierzu auch *Chronische Krankheiten*, Bd. 1, S. 149.

Frage 2.10.5

Welche Aussagen bezüglich der zweiten Verschreibung sind zutreffend?

a. Wenn es dem Patienten zwar besser geht, er aber vorübergehend Arzneisymptome entwickelt, war das Mittel falsch.

b. Bei zunehmend gebessertem Allgemeinbefinden und unveränderten Hautausschlägen sollte man erst mal abwarten.

c. Vor einer zweiten Verschreibung sollte die Anamnese nochmals studiert werden.

d. Wenn frühere Symptome wieder auftreten, verschreibt man dafür das passende Mittel.

e. Eine überstürzte zweite Verschreibung kann den weiteren Verlauf gefährden.

f. Bei der zweiten Verschreibung wird stets ein Komplementärmittel verschrieben.

Frage 2.10.6

Welche Aussagen zur Repertorisation sind richtig?

a. Eine gute Repertorisation sollte möglichst viele Symptome beinhalten.

b. Das Mittel mit der höchsten Punktzahl ist bei der Repertorisation nicht immer das angezeigte.

c. Die Symptome einer Repertorisation sind alle gleichwertig zu berücksichtigen.

d. Rubriken mit nur einem Mittel bei einem sehr speziellen Symptom sind die besten.

e. Die Repertorisation ersetzt nicht das Nachlesen in der Materia medica.

Frage 2.10.7

Was sollte der Therapeut bei einer chronischen Anamnese tun?

a. so viel wie möglich fragen
b. überwiegend zuhören
c. möglichst allgemeine Fragen stellen, damit der Patient frei erzählt
d. möglichst Fragen stellen, die der Patient klar mit Ja oder Nein beantworten kann

Antwort: b, c

Ein Therapeut, der etwas von seinem Patienten erfahren möchte, sollte möglichst „offene Fragen" stellen, die nicht mit Ja oder Nein beantwortet werden können. Gutes Zuhören ist wichtig, um die relevanten Informationen herauszuarbeiten. Allzu hartnäckiges und forderndes Fragen kann jedoch schnell einen Verhörcharakter bekommen. Deshalb ist es in der Anamnese wichtig, dass der Therapeut seine Fragetechnik sensibel einsetzt, damit ein Vertrauensverhältnis entstehen kann und der Patient sich öffnet.

Hahnemann gibt ausführliche Hinweise zu einer guten Anamneseführung im *Organon,* § 84 ff.

Frage 2.10.8

Was ist bei einer akuten Anamnese wichtig?

a. die Familienanamnese
b. Charaktermerkmale
c. vorwiegend die akuten Erscheinungen, die sich vom üblichen (chronischen) Zustand unterscheiden

Antwort: c

Frage 2.10.9

Was versteht man in der Homöopathie unter Modalitäten?

a. Verlangen und Abneigungen des Patienten
b. Umstände, unter denen sich ein Symptom verändert oder auftritt
c. die genaue Ortsbeschreibung eines Symptoms
d. begleitende Geistes- und Gemütssymptome

Antwort: b

Modalitäten beschreiben die Umstände, unter denen Symptome sich bessern oder verschlechtern bzw. Faktoren, die zum Auftreten der Beschwerden führen, z.B. der Tagesanbruch. Abzugrenzen sind die Modalitäten von der Causa. (Siehe hierzu auch den Kommentar zu Frage 2.2.4.)

Antwort: a, c

Die Intensität, Lebendigkeit und Dringlichkeit, mit der ein Patient die eigenen Symptome berichtet, hat natürlich einen Einfluss darauf, wie diese in die Bewertung und Fallanalyse eingehen. Nach Hering ist dies ein mögliches Kriterium, das bei der Hierarchisierung von Symptomen herangezogen werden kann (*Stapfs Archiv*, 1838, Bd. 17, Heft 1, S. 113 ff.)

Vorrangig sind nach dem *Organon* (z.B. § 70) die „Gesamtheit der Symptome" und die **„auffallendern, sonderlichen**, ungewöhnlichen und eigenheitlichen (charakteristischen) Zeichen und Symptome des Krankheitsfalles, besonders und fast einzig fest in's Auge zu fassen; denn **vorzüglich diesen, müssen sehr ähnliche, in der Symptomenreihe der gesuchten Arznei entsprechen**, wenn sie die passendste zur Heilung seyn soll" (§ 153).

Frage 2.10.10

Welche Symptome zieht man für die Repertorisation heran?

a. die Symptome, die der Patient intensiv und wiederholt nennt
b. die Symptome der Reihe nach, wie sie der Patient erzählt hat
c. die auffallenden, besonderen Symptome
d. möglichst ausschließlich Geistessymptome

Antwort: b, c, e

Eine sog. Erstverschlimmerung kann, muss aber nicht auftreten und ist meist Zeichen dafür, dass das Mittel passt, die Größe der Gabe, die Potenz oder der Zeitpunkt aber nicht optimal waren. Es wird dann abgewartet.

Hahnemann äußert sich dazu im *Organon* (§§ 156–159) und beschreibt diese EV als „nichts anderes, als eine, das ursprüngliche Uebel etwas an Stärke übersteigende, höchst ähnliche **Arzneikrankheit**".

Frage 2.10.11

Welche Aussagen zur Erstverschlimmerung (EV) sind richtig?

a. Sie muss immer spürbar für den Patienten auftreten, wenn das Mittel richtig ist.
b. Bei richtiger Mittelwahl kann es eine homöopathische Erstverschlimmerung geben.
c. Eine starke Erstverschlimmerung ist ein Zeichen, dass Dosis, Dosierung oder Potenz nicht optimal waren.
d. Eine EV erkennt man am Hinzutreten neuer Symptome.
e. Eine geringe Erstverschlimmerung ist meist ein Zeichen, dass das Mittel richtig und die Dosierung gut gewählt war.
f. Eine Erstverschlimmerung muss unbedingt behandelt werden.
g. Mit LM-/Q-Potenzen kann man jegliche Verschlimmerungen im Behandlungsverlauf vermeiden.

Frage 2.10.12

Welche Aussagen zur Bewertung von Symptomen sind richtig?

a. Paradoxe Symptome sind für die Mittelwahl weniger entscheidend.
b. Pathognomonische Symptome haben einen hohen Rang bei der Repertorisation.
c. Auffallende Gemütssymptome sind wichtiger als Lokalsymptome.
d. Klinische Symptome sollten nie zur Mittelwahl herangezogen werden.

Antwort: c

Im *Organon*, §§ 210–213 weist Hahnemann auf die „vorzügliche" Stellung des Gemütszustandes hin, insbesondere den veränderten Geistes- und Gemütszustand (§ 213). Gleichzeitig stellt er im § 153 die Bedeutung der auffallenden, sonderlichen Symptome heraus. Lokalsymptome können somit durchaus, wenn sie sehr charakteristisch und betont sind, einem eher allgemeinen Gemütssymptom in der Mittelwahl vorgezogen werden.

Die Verwendung klinischer Symptome hat sich bei bewährten Mitteln eingebürgert und ist auch stark in die Repertorien eingegangen. Hahnemann betrachtet sie eher als bestätigend: „...indem jene Nutz-Angaben... auch bloß zur Bestätigung der schon nach den reinen Arznei-Wirkungen getroffenen Wahl des Mittels dienen sollen." (*Die chronischen Krankheiten*, Bd. 1, S. 150/151)

Frage 2.10.13

Welche Aussagen zu Reaktionen auf LM-/Q-Potenzen sind richtig?

a. Die LM-/Q-Potenzen wurden von Hahnemann speziell geschaffen, um routinemäßige Mittelwiederholungen vornehmen zu können.
b. Wenn bei LM-/Q-Potenzen nach andauernder Besserung eine Verschlechterung einsetzt, sollte man unbedingt absetzen und abwarten.
c. Wenn LM-/Q-Potenzen in der Verschlimmerungszeit weiter genommen werden, hat das keine nachteiligen Wirkungen – wohl aber bei C-Potenzen.
d. Bei zu starken Reaktionen auf eine LM-/Q-Potenz kann man das Mittel verdünnen oder die Dosierung verändern.

Antwort: b, d

Zum „Auftreten einer Verschlechterung zum Ende einer homöopathischen Behandlung mit LM-/Q-Potenzen" siehe *Organon*, § 280, § 281.

Zu den LM-/Q-Potenzen siehe auch Frage 2.3.2.

Antwort: c

Wenn im Verlauf einer chronischen Behandlung alte (meist unterdrückte) Symptome auftreten, kann das bedeuten, dass diese Symptome mit der aktuellen Krankheitsdynamik in Verbindung stehen und eine sog. „Rückspulung" stattfindet. In diesen Prozess sollte man möglichst nicht eingreifen, da sie einen günstigen Heilungsverlauf im Sinne der Hering'schen Regel anzeigt. Erst wenn sich diese Symptome als manifest zeigen, kann das eine neue Verschreibung erforderlich machen.

Frage 2.10.14

Welche Aussagen zu Reaktionen sind richtig?

a. Wenn nach einmaliger Gabe einer C200 und stetiger Besserung eine Stagnation eintritt, ist immer ein Potenzsprung erforderlich.

b. Wenn nach Mittelgabe ein alter, unterdrückter Ausfluss wieder auftaucht, wird sofort ein neues Mittel verordnet.

c. Wenn nach Mittelgabe ein alter, unterdrückter Ausfluss wieder auftaucht, deutet dies auf einen Heilungsverlauf nach der Hering'schen Regel hin.

Antwort: c, d

Iatrogene Krankheiten können definitionsgemäß durch therapeutische Eingriffe entstehen. Die ideale Option wäre natürlich, diese z. B. durch das Absetzen von Medikamenten oder eine veränderte Dosierung zu beseitigen. Wenn aber die zugrunde liegenden Krankheiten dies nicht erlauben, kann ein gut gewähltes homöopathisches Mittel diese unerwünschten Wirkungen zumindest teilweise auffangen.

Hahnemann weist im *Organon*, §41 deutlich darauf hin, dass die Heilungschancen bei Verkomplizierung mit einer „unähnlichen künstlichen Krankheit" deutlich geringer sind – der Patient möglicherweise sogar unheilbar wird.

Frage 2.10.15

Welche Aussagen zum praktischen Umgang mit iatrogenen Krankheiten sind richtig?

a. Alle Krankheitszustände sind homöopathisch heilbar, auch iatrogene Krankheiten.

b. Iatrogene Krankheiten können nicht homöopathisch behandelt werden.

c. Bei iatrogenen Krankheiten ist, sofern möglich, erst die Ursache zu beseitigen.

d. Homöopathische Mittel können Nebenwirkungen allopathischer Medikamente lindern.

Antwort: b

Da Palliation per definitionem nicht auf eine Heilung abzielt, ist sie sinnvoll nur bei Zuständen einzusetzen, die unheilbar sind. Ansonsten würden wir durch eine palliative Behandlung eine Unterdrückung der Symptomatik und eine Verschlimmerung des zugrunde liegenden Krankheitszustands bewirken.

Frage 2.10.16

Wann ist eine palliative Behandlung sinnvoll?

a. wenn wir keine klare Causa finden

b. wenn wir es mit einem unheilbaren Zustand zu tun haben

c. bei Krankheiten, die sich ausschließlich auf der Haut zeigen

d. bei Säuglingen

3 Kasuistik

Im Kapitel „Kasuistik" geht es für den Lernenden primär um die analytische und methodische Vorgehensweise bei der Lösung eines Falles. Die Fragestellung umfasst verschiedene Teilaspekte und variiert je nach Fallkonstellation. Hauptsächlich geht es um die Auswahl der relevanten Symptome für die Mittelfindung, den angemessenen Einsatz des Repertoriums sowie die differenzialdiagnostische Abgrenzung der homöopathischen Arzneien. Das gewählte Arzneimittel wird nur mit einer relativ geringen Punktzahl bewertet.

Die Prüfungsfälle der SHZ sind so gestaltet, dass sie mit den grundlegenden homöopathischen Arbeitsmethoden z.B. nach Hahnemann, Bönninghausen, Kent oder Boger gelöst werden können. Auf spezielle neuere Methoden sind die Fallbeschreibungen nicht abgestimmt. Auch eine miasmatische Einschätzung wird nicht erwartet oder abgefragt, kann aber ergänzend eingebracht werden. Alle Fälle können mit den unterschiedlichen Ausgaben der gebräuchlichsten Repertorien gelöst werden (Kent, Synthesis, Complete). Andere Repertorien, wie z.B. das *Therapeutische Taschenbuch* von Bönninghausen, können verwendet werden, die Fälle sind aber hierauf nicht speziell ausgerichtet.

Der nachfolgende chronische Prüfungsfall soll Ihnen nun einen Einblick in diesen Teil der Prüfung geben. Um nicht a priori eine bestimmte Methodik oder Argumentation festzulegen, haben wir auf das Abdrucken einer „Musterlösung" verzichtet und stattdessen die Intention der Fragen im Musterfall erörtert. Alle methodisch begründeten und nachvollziehbaren Antworten und Lösungen werden akzeptiert – sofern sie sich an der Fragestellung und den Fakten des Falles orientieren.

Fallbeispiel: Psychovegetatives Syndrom

Eine 40-jährige Patientin kommt wegen eines sog. psychovegetativen Syndroms, das vor etwa einem Jahr von ihrem Hausarzt diagnostiziert wurde. Eine leichte Anämie wurde zeitweise mit Eisenpräparaten behandelt, allerdings ohne Erfolg. Nach zahlreichen klinischen Untersuchungen ist auch ihr Hausarzt ratlos und rät ihr, es doch einmal mit alternativen oder psychotherapeutischen Methoden zu versuchen. Die Patientin hat gehört, dass in solchen Fällen auch die Homöopathie hilfreich sein kann.

Beschwerden

„Seit etwa 1½ Jahren hat meine Leistungsfähigkeit sich dramatisch reduziert. Trotz ausreichend Schlaf fühle ich mich schwach und müde (3). An manchen Tagen strengt es mich geradezu an, aufrecht zu sitzen - auf dem Stuhl oder im Bett beim Lesen. (3). Meine Arbeit ist im Moment eine einzige Quälerei. Ich habe mich schon mehrmals krank gemeldet, weil es einfach nicht mehr ging. Das ist überhaupt nicht meine Art. Den Kollegen gegenüber ist mir das extrem unangenehm, weil die dann meine Arbeit mit erledigen müssen. Selbst einfachste Alltagsdinge wie Einkaufen oder Kochen fallen mir schwer und ich muss mich danach erst einmal ausruhen (3). Die größte Sorge bereitet mir aber, dass ich meine drei Kinder kaum noch versorgen kann. Was soll aus denen werden, wenn ich zusammenbreche? Zusammen mit der Schwäche habe ich auch seltsame, diffuse Ängste entwickelt – keine speziellen Ängste. Immer nur am späten Abend. Nach Mitternacht kann ich dann endlich einschlafen."

Sozialanamnese

Geboren in Armenien. Zusammen mit der Familie im Alter von 5 Jahren nach Deutschland gekommen. Es gibt noch weitere Familienangehörige in Deutschland. Sie will nicht wieder in ihre Heimat zurück. „Mir geht es hier sehr gut. Eigentlich könnte alles perfekt sein."

Abitur, BWL-Studium und Abschluss als Diplomkauffrau; seit 6 Jahren allein erziehende Mutter. Drei Kinder im Alter von 11, 9 und 7; Teilzeitbeschäftigung in einer Wirtschaftsprüfer-Kanzlei; seit 5 Jahren geschieden; der Kindesvater ist Managementberater und lebt überwiegend im Ausland; für den Unterhalt der Kinder ist „großzügig" gesorgt; finanzielle Nöte hat sie nicht. Auch auf der Arbeit läuft alles gut. Einen Partner vermisst sie im Moment nicht – sie hat einen netten Freundeskreis und ist hier in Deutschland ganz normal integriert.

Impfungen

Pocken und Tuberkulose als Kind. Vor 10 Jahren DPT.

Familie

Vater: Alkoholiker, Gallensteine, im Alter von 70 Jahren Tod durch Herzinfarkt (vor 7 Jahren)

Mutter: viele Unterleibsprobleme (nichts Näheres bekannt), im Alter von 65 Jahren Tod nach Diphtherie (vor etwa 2 Jahren)

Bruder: Gaumenspalte

Onkel: Alkoholiker

Großeltern: ein Großelternteil ist an Krebs gestorben

Vorangegangene Untersuchungen

EKG, Angiografie, Blutbild, Stuhllabor (Mykoseverdacht), Mineralienstatus, Hormonstatus, MRT, neurologische Untersuchungen, diverse Antikörperbestimmungen (Hepatitis, Borrelien, Epstein-Barr) – alles ohne pathologischen Befund; bis auf die genannte leichte Anämie

Umweltbiologische Untersuchungen haben auch keine Ansatzpunkte ergeben.

Frage nach Ereignissen vor dem Beginn der Hauptbeschwerden

- Betreuung und Sterbebegleitung der Mutter über mehrere Wochen. Das war körperlich sehr anstrengend. Eine homöopathische Behandlung (mit Natrium muriaticum) durch eine befreundete Heilpraktikerin ist direkt im Anschluss erfolgt und war bei der Bewältigung des Kummers sehr hilfreich. Emotional hat sie den Abschied von ihrer Mutter nach eigener Einschätzung gut verarbeitet.
- Eifersuchtsszene des Ex-Mannes ebenfalls in der Zeit vor der Erkrankung. Das ist aber inzwischen geklärt.

Gesamteindruck

Die Patientin wirkt auf den ersten Blick nicht krank. Sie ist normalgewichtig und hat auch im zurückliegenden Jahr kein Gewicht verloren. Dunkler Hauttyp, aber trotzdem blass. Deutliche Venenzeichnung und marmorierte Haut. Psychisch wirkt sie klar und gut geordnet. Eine Frau, die eigentlich fest mit beiden Beinen im Leben steht. Scheint mit Belastungssituationen bewusst und pragmatisch umzugehen. Die Sorge, wie es weitergeht, ist deutlich spürbar (2).

Kopf – Fuß

- Kopfschmerz (1) selten – meist nach Ärger. Lange Spaziergänge bessern dann.
- immer wieder Halsentzündungen (1) seit der Kindheit – überwiegend rechts. Behandlung unterschiedlich, teilweise auch antibiotisch. Im letzten Jahr sind keine Halsentzündungen aufgetreten. Die vorangegangenen Antibiosen kann sie nicht genauer terminieren. Inspektion: Die Tonsillen sind vergrößert, aber ansonsten unauffällig. Die Zunge ist bläulich verfärbt.
- Mund ist seit einigen Jahren immer trocken (3). Sie trinkt deshalb ständig kleine Schlucke.
- Zähne: 3 kleine, ältere Amalgamfüllungen. Sonst in Ordnung; keine Wurzelbehandlungen
- leichtes Schielen – aber nicht auffällig
- schwere Lungenentzündung mit 17 Jahren - Antibiose
- Gastritis in der Trennungszeit von ihrem Mann
- Stuhl meist normal, aber seit Monaten hin und wieder unerklärliche Durchfälle. Vor einigen Tagen so stark, dass der Dickdarm während der Durchfallerkrankung prolabierte. Sie konnte ihn aber selbst wieder zurückdrücken.
- Ernährung: Mischkost. Keine auffälligen Abneigungen oder Unverträglichkeiten. Mag gern Süßigkeiten. Gegen Fett hat sie eine Abneigung.
- Pubertät: mehrfach Blasenentzündungen, behandelt mit Tees und viel Flüssigkeit. Tripper mit 20 Jahren (Antibiose).
- Menses: unproblematisch; 5-7 Tage; nach der letzten Schwangerschaft längere Amenorrhö; keine Pille; keine Spirale
- vor 20 Jahren Meniskus-OP (Sportverletzung)

- kleines Unterschenkelgeschwür nach der 2. Schwangerschaft mit offener Stelle von ca. 2–3 mm mit extrem faulig riechender Absonderung. Ist unbehandelt mit der 3. Schwangerschaft verschwunden und nie wieder aufgetreten.
- Haut: eher trocken, Windpocken als Kind: einzelne Narben
- allgemein: eher frostiger Typ (1); schwitzt selten; wenn, dann unauffällig; mag Wind nicht so gern (1); 4–5-mal im Jahr erkältet (1) – meist ohne Fieber
- Heuschnupfen 1x vor vielen Jahren. Behandlung mit Lorano. Seit dieser Zeit nicht mehr.
- Dunkelfelddiagnostik: zahlreiche Azidosezeichen
- Schlaf: tief, schwer, ohne Träume. Morgens auch kurzzeitig erholt, aber schon nach einer Stunde wieder total erledigt.

Medikamente, die zur Zeit eingenommen werden

Nahrungsergänzungsmittel (Multivitamin und Mineral) seit 4 Monaten.

Weitere Hinterfragung

Woran hindern die Beschwerden Sie am meisten?

„Für die Kinder Sorgen können. Eine starke und motivierende Mutter sein zu können."

Wovor haben Sie Angst?

„Abhängig zu sein. Nicht mehr für mich selbst sorgen zu können. (wegen der Schwäche)."

Erstverschreibung und Reaktion

Die Patientin erhält ... in der .... Nach einer Woche bereits beschreibt die Patientin ein deutliches Stärkungsgefühl. Nach insgesamt 6 Wochen Behandlungszeit mit diesem Mittel ist die Patientin wieder vollständig hergestellt.

Tab. 3.1 Chronologie zum Musterfall „Psychovegetatives Syndrom"

Behandlungen Eingriffe Ereignisse (x)	Erkrankungen Symptome	Alter	1	2	3	4	5	6	7	8	9	10	11	12	13	14	15	16	17	18	19	20	21	22	23	24	25	26	27	28	29	30	31	32	33	34	35	36	37	38	39	40
Geburt		0																																								
Pockenimpfung		1	x																																							
BCG-Impfung, Auswanderung		5					x																																			
	Halsentzündungen, rezidivierend	6																																								
	Windpocken	8																																								
Pockenimpfung		10										x																														
	Zystitiden rezid.	12																																								
Antibiose	Lungenentzündung	17																		x																						
Antibiose	Gonorrhö	20																				x																				
Meniskus-OP	Skiunfall	20																				x																				
Geburt 1. Kind		29																													x											
DPT-Impfung		30																														x										
Geburt 2. Kind		31																															x									
Geburt 3. Kind		33																																	x							
Tod des Vaters		33																																	x							
H2-Blocker	Gastritis	33																																	x	x						
Trennung von Ehemann		34																																		x						
Lorano	Heuschnupfen	35																																	x							
Tod der Mutter	psychovegetatives Syndrom, trockener Mund	38																																						x		
	Diarrhö rezidiv. mit Rektumprolaps	40																																								

Fragen zum Fall

(Gesamtpunktzahl: 100 Punkte)

Frage 3.1

Wie ist der Fall aus homöopathischer Sicht prognostisch zu beurteilen?

(10 Punkte)

Kommentar:

Hier geht es um eine Einschätzung der Krankheitsdynamik, der Heilungschancen sowie der zu erwartenden Behandlungsdauer. Auch eventuelle Heilungshindernisse und krankheitsunterhaltende Ursachen sind hier gegebenenfalls zu thematisieren.

Frage 3.2

Was sind die „auffallenden, sonderlichen, ungewöhnlichen und eigenheitlichen (charakteristischen) Zeichen und Symptome" gemäß *Organon*, §153? Setzen Sie dabei Hahnemann'sche Bewertungsmaßstäbe an.

(20 Punkte)

Kommentar:

Bei dieser Teilfrage geht es zunächst darum, die Symptome und Zeichen auszuwählen, welche die aktuelle Krankheit näher bestimmen. Eine chronologisch oder patientenbezogen erweiterte Betrachtung sowie eine eventuelle Hierarchisierung kann bei den nachfolgenden Fragen ergänzt werden.

Frage 3.3

Wählen Sie *maximal* 7 Symptome, die Sie für Ihre Repertorisation verwenden möchten. Eine Abweichung von den unter 3.2 genannten Symptomen ist möglich. Sofern Sie z.B. historische Symptome, kausale Aspekte oder andere Überlegungen einbeziehen, begründen Sie Ihre Entscheidung bitte, damit der methodische Hintergrund nachvollziehbar ist.

(10 Punkte)

Kommentar:

Mit dieser Teilfrage wird die Möglichkeit geschaffen, weitere methodische Ansätze einzubeziehen. Dies können z.B. krankheitsdynamische Betrachtungen unter Berücksichtigung historischer Symptome oder kausale Überlegungen sein.

Frage 3.4

Ordnen Sie die Symptome, die Sie für die Repertorisation verwenden, hierarchisch nach Wichtigkeit und begründen Sie die Rangfolge.

(15 Punkte)

Kommentar:

Da es zu dieser Frage unterschiedliche Sichtweisen in der Homöopathie gibt, sollte die gewählte Rangfolge mit einer methodischen Referenz bzw. eigenen Worten entsprechend begründet werden.

Beispiele:
- Hierarchisierung nach J. T. Kent
- Hierarchisierung nach C. Hering
- Symptome sind wichtiger als die Causa (in chronischen Fällen)
- spezifische Symptome sind wichtiger als „allgemeine" Symptome
- oder Ähnliches

Frage 3.5

Suchen Sie die entsprechenden Rubriken im Repertorium auf und nennen Sie die Fundstellen. (verwendetes Repertorium, Ausgabe, Seite, ggf. Programmversion)

Welche ähnlichen Rubriken sollten in diesem Fall ggf. kombiniert werden?

Führen Sie mit diesen Symptomen eine Repertorisation durch.

(20 Punkte)

Kommentar:

Je nach gewählter Vorgehensweise und Methode können die Repertorisationen variieren. Ziel dieser Teilfrage ist die Umsetzung der Symptome aus Schritt 3 und 4 in die Sprache des Repertoriums und das sinnvolle Kombinieren der Symptome.

Frage 3.6

Welche 2–3 Arzneimittel kommen Ihrer Meinung nach in die engere Wahl?

Was spricht für die jeweiligen Arzneimittel?

Was spricht gegen die jeweiligen Arzneimittel?

Vermerken Sie bitte, welche Materia medica Sie für die Differenzialdiagnose verwendet haben.

(20 Punkte)

Kommentar:

Bei dieser Frage geht es um den angemessen kritischen Umgang mit dem Repertorisationsergebnis sowie einen sorgfältigen Materia-medica-Vergleich. Auch sollte die zuvor gewählte Strategie oder Methode sich in diesem Abgleich wieder finden.

Frage 3.7

Welches Mittel verordnen Sie und in welcher Potenz und Dosis verabreichen Sie es? Bitte begründen Sie Ihre Wahl.

(5 Punkte)

Kommentar:

Eine stringent und methodisch gut begründete Arzneiwahl wird akzeptiert. Auch bei der Potenz- und Dosierungsfrage ist die schlüssige Begründung maßgeblich für die Bepunktung.

4 Die Stiftung Homöopathie-Zertifikat (SHZ)

Mit diesem Buch haben die Leserinnen und Leser die Möglichkeit, sich auf die Homöopathie-Prüfung vorzubereiten. Ärzte oder Heilpraktiker, die ihre Ausbildung absolviert haben und nun zur Praxis übergehen möchten, können ihre berufliche Qualifikation und ihr Können als Homöopathen unter Beweis stellen.

Die SHZ bietet Homöopathen mit der Prüfung die Möglichkeit, sich zertifizieren zu lassen und damit Qualitätsstandards zu entsprechen, die eine gute und umsichtige Behandlung der Patienten möglich machen.

Nicht wenige der Prüfungskandidaten werden sich fragen, wie es eigentlich zum Aufbau und der Umsetzung dieses Zertifikats kam. Wer hat die Stiftung Homöopathie-Zertifikat ins Leben gerufen und weshalb? Schließlich gibt es doch unzählige gute Ausbildungsstätten für klassische Homöopathie im deutschsprachigen Raum.

Rückblick

Noch in den Anfängen der 80er-Jahre gab es in Deutschland kein umfassendes Angebot für die Ausbildung zum klassischen Homöopathen. Wer damals Homöopath werden wollte, studierte die Quellen eigenständig und nahm manchen Umweg in Kauf. Viele Homöopathie-Studenten haben bei erfahrenen Kollegen hospitiert und sich durch eigene Initiative in Fachkreisen aus- und weitergebildet.

Bereits 10 Jahre später – die Nachfrage nach der klassischen Homöopathie und einer guten Ausbildung zum „Homöopathen" war inzwischen kometenhaft angestiegen -, boten bereits ein knappes Dutzend Anbieter, meist Fachgesellschaften und Vereine, einen vollständigen Ausbildungslehrgang an. Schon bald wurde sowohl in den Ausbildungsinstituten, Vereinen, Fachgesellschaften wie auch im neu gegründeten Verband klassischer Homöopathen Deutschlands VKHD e.V. der Ruf nach einheitlichen Ausbildungskriterien oder Mindestanforderungen an Homöopathie-Lehrgänge laut. Erste unverbindliche Treffen und Gespräche zwischen Ausbildungsanbietern und dem VKHD ließen einen Konsens über die Entwicklung von Ausbildungsrichtlinien und Lernzielen erkennen. Die Teilnehmer dieser ersten Konferenzen einigten sich auf das Ziel, gemeinsam Ausbildungsrichtlinien und Lernziele zu erarbeiten. Damit war die sogenannte „Frankfurter Qualitäts-Konferenz" geboren.

Entstehung der SHZ

Die Entstehung der SHZ und ihr Konzept gründet auf diesen „Frankfurter Qualitäts-Konferenzen", in denen seit 1998 Homöopathen und Lehrkräfte unterschiedlicher homöopathischer Richtungen, der Verband klassischer Homöopathen VKHD und homöopathische Fachgesellschaften einen weit reichenden fachlichen Konsens erarbeitet haben. Vertreter unterschiedlicher homöopathischer Ausrichtungen haben sich mit Grundlagenpapieren zu Ausbildungsinhalten und Lernzielen auf einen Konsens geeinigt, so z.B. welche Inhalte eine gute Ausbildung vermitteln sollte und welche Lernziele erreicht werden müssen. Rückblickend betrachtet, war dies ein Meilenstein für den Erhalt und die Weiterentwicklung einer guten homöopathischen Aus- und Weiterbildung und damit bereits die Grundsteinlegung für Qualitätsförderung und -sicherung in der Homöopathie im deutschsprachigen Raum.

Die Umsetzung dieser Ziele erforderte aber auch eine verlässliche und den allgemeinen Anforderungen an Qualitätssicherung angepasste Rechtsform. Das Konstrukt einer Stiftung wurde nach langen Abklärungen als die beste Variante gewählt.

Die Stiftung Homöopathie-Zertifikat SHZ wurde am 1. November 2003 in München ins Leben gerufen. Sie ist durch das Regierungspräsidium von Tübingen und das Finanzamt Ulm als gemeinnützige öffentliche Stiftung bürgerlichen Rechts anerkannt. Als Stiftung ist die SHZ wirtschaftlich und strukturell unabhängig. Sie wird staatlich streng überwacht und steht in der öffentlichen Reputation für Dauerhaftigkeit und Seriosität. Dies sind elementare Voraussetzungen für die Anerkennung dieser Qualitätssicherung.

Das wichtigste Satzungsziel der SHZ ist es, das Qualitätsniveau in der homöopathischen Praxis zu fördern und zu sichern und damit Patienten den Zugang zu homöopathischer Behandlung in hoher Qualität zu ermöglichen. Gerade im Hinblick auf das öffentliche Interesse an einer Qualitätssicherung für klassische Homöopathie war mit der Rechtsform einer Stiftung auch der Wunsch erfüllt, sowohl Ärzte wie Heilpraktiker zertifizieren zu können. Selbstredend war die Unabhängigkeit der Zertifizierungsabläufe ein essenzielles Kriterium, um als ernst zu nehmender Gesprächspartner bei staatlichen Instanzen, Patienten- und Selbsthilfe-Organisationen, Versicherungen und anderen Leistungsträgern Gehör zu finden.

Drei Säulen der Qualitätsförderung

Die SHZ stellt sich mit der Anbieter unabhängigen Überprüfung von klassisch homöopathisch ausgebildeten Ärzten und Heilpraktikern, der Zertifizierung von Dozenten und Supervisoren sowie der Akkreditierung von Ausbildungslehrgängen allen modernen Anforderungen an transparente Qualitätskriterien. Dieses Modell ist bislang einzigartig im deutschsprachigen Raum und wird von Homöopathie-Organisationen in ganz Europa als Pilotprojekt besonders hinsichtlich der größtmöglichen Transparenz für hilfesuchende Patienten und der Unabhängigkeit von Anbieterinteressen viel beachtet.

Gremien der Stiftung

Die fachliche und inhaltliche Arbeit in der SHZ wird von der SHZ-Qualitäts-Konferenz geleistet. Zwölf vom Stiftungsrat gewählte Mitglieder der Qualitätskonferenz erarbeiten die Prüfungsfragen, definieren Richtlinien für die Zertifikate der Therapeuten, Dozenten, Supervisoren sowie akkreditierten Ausbildungsinstitute und überwachen die Zertifikats-Prüfung.

Der Stiftungsrat der SHZ, vertreten durch fünf bis neun Personen, wacht über die Geschicke der SHZ und wählt die Mitglieder der Qualitäts-Konferenz und des Vorstandes. Die Vorstände der SHZ führen die Geschäfte der Stiftung.

Jeder Kollege, der sich den Anforderungen des Zertifikats der SHZ und damit transparenten Qualitätskriterien als Homöopath stellen möchte, muss dafür die erforderliche Leistung erbringen und zeigt damit gleichzeitig seinen Patienten, dass er für die Erfüllung nachvollziehbarer Qualitätskriterien steht.

4

Inhalt und Ziel der Zertifikatsprüfung (ZP)

Die ZP der SHZ stellt einen wesentlichen Baustein für die Zertifizierung homöopathischer Therapeuten nach absolvierter Ausbildung dar. Mit bestandener ZP werden fundierte Kenntnisse und Fähigkeiten in den Bereichen Basiswissen, Materia medica und Fallbearbeitung nachgewiesen. Der anschließende Praxistransfer erfolgt dann im Rahmen einer obligatorischen 3-jährigen Supervisionszeit. Damit haben Patienten SHZ-zertifizierter Therapeuten die Sicherheit, dass ihr Homöopath über eine fundierte fachliche und therapeutische Basis verfügt.

In der ZP werden ausschließlich die prüfungsrelevanten Themen der „SHZ-Ausbildungsinhalte und Lernziele" abgefragt. Die akkreditierten Lehrinstitute orientieren sich eng an dieser Richtlinie und sorgen dafür, dass ihre Absolventen fachlich gut auf die ZP vorbereitet sind.

In allen drei Prüfungsbereichen – Basiswissen, Materia medica und Fallbearbeitung - werden elementare Grundkenntnisse bzw. grundlegende methodische Fähigkeiten geprüft. Es geht also um das Wissen, das alle Homöopathen, gleichgültig welcher Schule oder Richtung, als gemeinsamen Fundus betrachten. Wissen und Methoden aus speziellen Richtungen werden in der ZP nicht überprüft – dies erfolgt gegebenenfalls intern in den einzelnen akkreditierten Schulen.

Fallbearbeitung

In diesem Prüfungsteil werden zwei Fälle (ein akuter und ein chronischer) in kompakter Form beschrieben und mit konkreten Einzelfragen versehen. Für den Akutfall wird die Ausgangssituation auf maximal einer Seite dargestellt. Der chronische Fall wird auf ca. 2–2,5 Seiten beschrieben. Sofern die Komplexität oder Fragestellung des Falles es erfordert, wird zusätzlich eine grafisch aufbereitete Chronologie mitgeliefert. Teilweise sind die Symptome durch entsprechende Wertigkeitsangaben (1–3) in Klammern hinter dem Symptom ergänzt. Dies beschreibt als Zusatzinformation lediglich die vom Patienten empfundene Intensität einer Beschwerde oder die objektive Ausprägung eines Symptoms/Merkmals. Für die Bearbeitung des chronischen Falles steht ein Zeitrahmen von 4 Stunden zur Verfügung.

Notebooks dürfen in diesem Teil der Prüfung verwendet werden. Das technische Ausfallrisiko liegt jedoch beim Prüfungsteilnehmer. Auch die Nutzer von Notebooks müssen ihre Ergebnisse manuell auf einen Lösungsbogen übertragen. Drucker dürfen wegen der damit verbundenen Ablenkung für die anderen Prüfungsteilnehmer nicht verwendet werden. Für die manuelle Repertorisation wird ein Arbeitsbogen zur Verfügung gestellt. Auch eigene Repertorisationsbögen dürfen verwendet werden.

Gestaltung der Prüfungsfragen im Bereich Basiswissen und Materia medica

- Die Fragen zum Basiswissen und zur Materia medica sind überwiegend als Ankreuzfragen im Multiple-Choice-Format angelegt.
- Einige wenige Fragen sind durch frei zu formulierende Antworten zu bearbeiten.
- Die Punktzahl für die einzelnen Fragen wird in der Prüfung bekannt gegeben. Dies soll Sie bei der Priorisierung in der Prüfungssituation unterstützen.
- Die genannte Punktzahl lässt keine Rückschlüsse auf die Anzahl der richtigen Antwortmöglichkeiten zu.
- Außer bei Fragen mit nur einer Antwortmöglichkeit werden auch teilweise richtig beantwortete Fragen mit Teilpunkten bewertet.
- Zu viele angekreuzte Fragen werden von den Punkten für die richtigen Antworten abgezogen. Fleißiges Ankreuzen wird in diesem Fall also nicht belohnt.
- Die ZP ist bestanden, wenn in allen drei Fachgebieten jeweils 75% der Gesamtpunktzahl erreicht wurden.

Detaillierte Informationen zu den Ausbildungsinhalten, Anmeldebedingungen, Kosten sowie weiteren Prüfungsregularien finden Sie auf der Homepage der SHZ: www.homoeopathie-zertifikat.de.

4

Nach bestandener Zertifikatsprüfung ist der zweite Schritt für den „geprüften Homöopathen" die Supervision seiner homöopathischen Arbeit.

In einer Supervision bietet sich die Möglichkeit, sich selbst, die Beziehungen zu anderen oder die organisatorischen Zusammenhänge zu reflektieren. Das allgemeine Ziel der Supervision ist es, die Arbeit der Ratsuchenden (Supervisanden) zu verbessern. Damit sind sowohl die Behandlungsergebnisse der Homöopathen als auch die Beziehung zwischen Therapeut und Patient gemeint, aber auch organisatorische und technische Zusammenhänge, die sich aus der Praxis ergeben.

Supervision verbessert die Qualität der homöopathischen Arbeit, da sie darauf ausgerichtet ist, die Beziehung zum Patienten zu verbessern und damit die Möglichkeit entsteht, dem Patienten einen besseren Zugang zu sich selbst und seiner Erkrankung zu ermöglichen.

Die SHZ hat neben der Zertifikatsprüfung diesen zweiten Schritt als Abschluss für die Zertifizierung gewählt, damit die praktischen Aspekte als Homöopath gerade am Anfang der beruflichen Tätigkeit genauer betrachtet und korrigiert werden können.

Rahmenbedingungen für den Abschluss der Zertifizierung

Bedingung für die endgültige Zertifizierung ist die supervidierte Behandlung von vier Fällen.

Jeder Fall sollte in drei Sitzungen in angemessenen Abständen supervidiert werden. Die vier Fälle sollten möglichst gleichmäßig über drei Jahre Supervisionszeit verteilt werden, damit ein Entwicklungsprozess bestmöglichst unterstützt werden kann. Wenn die Behandlung bereits vor der ersten Supervision begonnen wurde, ist es trotzdem möglich, diesen Fall mit in die Supervision einzubringen. Auch Supervisionen, die bereits im letzten Ausbildungsjahr, also vor der Zertifikatsprüfung, erfolgten, werden akzeptiert. Die dreijährige Supervisionszeit, beginnend mit bestandener Zertifikatsprüfung, bleibt davon allerdings unberührt.

Die jeweilige Fragestellung für die einzelne Supervisionssitzung ist schriftlich vor jeder Supervisionssitzung einzureichen, damit eine Vorbereitung für den Supervisoren möglich ist.

Die Art der schriftlichen Darstellung des homöopathischen Fallverlaufs ist mit dem jeweiligen Supervisoren abzusprechen.

Wichtige Voraussetzung für eine gelingende Supervision ist eine offene Reflexionsbereitschaft für innere Prozesse und positive Kritik seitens des Supervisanden.

Alle weiteren Informationen entnehmen Sie bitte unter: www.homoeopathie-zertifikat.de.

Boericke W: Handbuch der homöopathischen Materica medica. Jubiläumsausgabe. Stuttgart: Haug; 2004.

Boger CM: Synoptic Key. Ruppichteroth: Similimum-Verlag für homöopathische Literatur; 2002.

Hahnemann S: Die chronischen Krankheiten. Stuttgart: Haug; 2003.

Hahnemann S: Organon der Heilkunst. Standardausgabe der sechsten Auflage. Heidelberg: Haug; 1999.

Jahr GHG: Ausführliche Arzneimittellehre. Nachdruck der Ausgabe von 1848. Fulda: Fuldaer Verlagesanstalt.

Kent JT: Kents Arzneimittelbilder. 7. Aufl. Heidelberg: Haug; 1988.

Kent JT: Zur Theorie der Homöopathie. J.T. Kents Vorlesungen über Hahnemanns Organon. Übers. v. Jost Künzli von Fimmelsberg. Unveränderter Nachdruck der 3. Aufl. Leer: Grundlagen und Praxis; 1991.

Lippe A: Handbuch homöopathischer Charakteristika. Stuttgart: Haug; 2003.

Lucae C, Wischner M: Gesamte Arzneimittellehre: Alle Arzneien Hahnemanns. 3 Bde. Stuttgart: Haug; 2007.

Nash EB: Leitsymptome in der homöopathischer Therapie. 18. Aufl. Heidelberg: Haug; 1994.

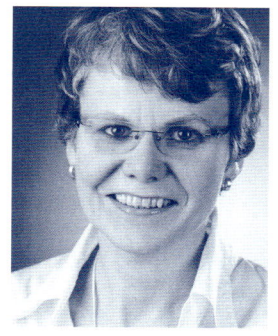

Karin Eckert ist Diplompsychologin und seit 1988 in eigener Praxis als Heilpraktikerin in Esslingen mit dem Schwerpunkt „klassische Homöopathie" tätig. Sie absolvierte nach Ihrer Ausbildung zur Heilpraktikerin mit Abschluss vor dem Gesundheitsamt Heilbronn, u. a. eine 4-jährige Weiterbildung bei Georgos Vithoulkas in klassischer Homöopathie.

Ihr Studium der Psychologie absolvierte sie an der Universität Tübingen. Anschließend folgte die Weiterbildung zur analytischen Psychotherapeutin für Erwachsene am C.G. Jung-Institut Stuttgart. Sie erwarb die Zulassung als analytische Psychotherapeutin durch die Kassenärztliche Vereinigung Nord-Württemberg.

Seit 2005 bietet sie Einzel- und Gruppensupervisionen bei verschiedenen Berufsgruppen aus dem medizinischen Bereich an.

Karin Eckert ist Vorsitzende des VKHD von 1996–1998, Zweite Vorsitzende der Qualitätskonferenz der SHZ seit 2005 und Mitarbeiterin bei Homöopathen ohne Grenzen.

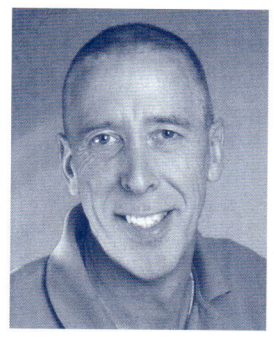

Jürgen Wiering, Jahrgang 1957, ist Heilpraktiker, zertifiziert als Homöopath, Dozent und Supervisor.

Nach einer 3-jährige Diplomausbildung an der CvB (Clemens von Bönninghausen-Akademie) folgte die Weiterbildung in verschiedenen anderen Homöopathierichtungen. Er ist Leiter der Homöopathieschule punctum saliens in Kiel (SHZ-akkreditiertes Lehrinstitut) und seit 1993 in eigener homöopathischer Praxis in Schleswig tätig.

1998 hat er die Homöopathieschule Arcus dynamis in Eckernförde mitbegründet und begann seine homöopathischen Lehrtätigkeit.

Seit 2006 ist Jürgen Wiering Mitglied der Qualitätskonferenz der SHZ und seit 2007 Vorsitzender der Qualitätskonferenz.

4